U0221412

肠道疑难病例多学科讨论
（第二辑）

主编：顾于蓓　李　玥　梁　洁

沈　骏　田　丰　曹晓沧

ZHEJIANG UNIVERSITY PRESS
浙江大学出版社
·杭州·

图书在版编目（CIP）数据

肠道疑难病例多学科讨论. 第二辑 / 顾于蓓等主编
. — 杭州：浙江大学出版社，2023.9
ISBN 978-7-308-24139-7

Ⅰ．①肠… Ⅱ．①顾… Ⅲ．①肠疾病－疑难病－病案
－分析 Ⅳ．①R574

中国国家版本馆CIP数据核字(2023)第164142号

肠道疑难病例多学科讨论（第二辑）

主编　顾于蓓　李　玥　梁　洁
　　　沈　骏　田　丰　曹晓沧

策划编辑　张　鸽（zgzup@zju.edu.cn）
责任编辑　张　鸽　金　蕾
责任校对　张凌静
封面设计　续设计-黄晓意
出版发行　浙江大学出版社
　　　　　（杭州市天目山路148号　邮政编码　310007）
　　　　　（网址：http://www.zjupress.com）
排　　版　杭州林智广告有限公司
印　　刷　浙江省邮电印刷股份有限公司
开　　本　787mm×1092mm　1/16
印　　张　15
字　　数　265千
版 印 次　2023年9月第1版　2023年9月第1次印刷
书　　号　ISBN 978-7-308-24139-7
定　　价　198.00元

《肠道疑难病例多学科讨论（第二辑）》
编委会

顾于蓓　上海交通大学医学院附属瑞金医院消化内科

何子锐　上海交通大学医学院附属瑞金医院胃肠外科

蒋咏梅　上海交通大学医学院附属瑞金医院临床营养科

李　卉　中国医科大学附属盛京医院消化内科

李瑞霞　空军军医大学附属西京医院消化内科

李世森　空军军医大学附属西京医院消化外科

李双良　天津市宝坻区人民医院普内科

李小飞　空军军医大学附属西京医院消化内科

李　玥　北京协和医院消化内科

李增山　空军军医大学附属西京医院病理科

梁　洁　空军军医大学附属西京医院消化内科

林俊超　空军军医大学附属西京医院消化内科

林　琳　天津医科大学总医院空港医院消化内科

刘　刚　天津医科大学总医院普通外科

刘　炜　北京协和医院放射科

吕　星　天津医科大学总医院风湿免疫科

乔宇琪　上海交通大学医学院附属仁济医院消化内科

秦　琼　天津医科大学总医院肿瘤科

沈　骏　上海交通大学医学院附属仁济医院消化内科

沈　锐　上海交通大学医学院附属瑞金医院消化科

施咏梅　上海交通大学医学院附属瑞金医院临床营养科

舒　红　中国医科大学附属盛京医院病理科

宋文静　天津医科大学总医院病理科

孙曦羽　北京协和医院基本外科

唐永华　上海交通大学医学院附属瑞金医院放射科

田博文　北京协和医学院

田　丰　中国医科大学附属盛京医院消化内科

童锦禄　上海交通大学医学院附属仁济医院消化内科

王　芳　空军军医大学附属西京医院消化内科

王　强　北京协和医院消化内科

感谢以下基金项目对本书内容出版的支持（按拼音字母排序）：

◇ 国家自然科学基金（81770545）

◇ 国家自然科学基金（82270565）

◇ 国家自然科学基金青年科学基金项目（82000494）

◇ 国家自然科学基金重大研究计划集成项目（92259302）

◇ 教育部青年长江学者科技人才专项（2018）

◇ 陕西省重点产业创新项目（2023-ZDLSF-44 ）

◇ 上海交通大学医学院附属仁济医院临床科研创新培育基金（RJPY-LX-004）

◇ 上海市宝山区科学技术委员会科技创新专项资金项目（2023-E-13）

◇ 上海市宝山区医学重点学（专）科及特色品牌建设项目（BSZK-2023-Z06）

◇ 上海市卫生健康委员会卫生行业临床研究专项面上项目（202040110）

◇ 肿瘤生物学国家重点实验室项目（CBSKL2022ZZ34）

序

    21 世纪以来，我国肠道疾病的发病率和患病率呈逐年上升的态势。随着工业化、城市化进程的不断推进，我国人口结构、人们的生活方式和饮食习惯发生了很大改变，肠道疾病谱也发生了诸多改变。因此，消化系统领域的专家学者对不同类型肠道疾病的临床诊断、鉴别诊断和治疗也越来越重视。由于我国人口基数大，消化系统疾病患者数量庞大，医疗行业面临独特的挑战。一方面，专科医生对肠道疑难疾病的复杂性认识不足，难以获得整体观、全局观，仅仅给予患者专科的诊断和治疗是不够的，因此在推动早期诊断和按照循证医学原则进行治疗的临床策略中催生了多学科诊疗；另一方面，尽管新药不断研发面世，全球范围内肠道疾病的治疗策略选择也不断增多，但是肠道疾病的长期治疗也使得医疗资源消耗持续上升，而我国医疗资源有限，因此迫切需要临床医生持续优化治疗策略，特别是要考虑降低诊疗不完善和医疗资源不合理使用的风险。

    中国医科大学附属盛京医院消化内科早在多年前就建立了完善的多学科诊疗模式。在严谨的多学科诊疗模式下，放射、病理、外科、营养等多学科专家可以在第一时间综合分析患者病情，明确诊断并确定治疗方向，从而选择合理的治疗方案，避免误诊，最终提高诊疗效率和医疗质量。这也是盛京医院消化内科的临床基础。

    此次，由盛京医院消化内科田丰主任与国内数家知名医院的专家们共同编写的《肠道疑难病例多学科讨论（第一辑）》至《肠道疑难病例多学科讨论（第六辑）》，直面我国在疑难肠病诊疗中遇到的挑战。其共同主编均是从事肠道疾病临床和研究工作多年的一线专家，编委包括来自北京协和医院、空军军医大学附属西京医院、上海交通大学医学院附属仁济医院、上海交通大学医学院附属瑞金医院、天津医科大学总医院、中国医科大学附属盛京医院的优秀团队。这些团队均拥有各自完善的多学科诊疗模式，可以为全国同行提供参考，同时也保证该系列图书的学术水平和质量。

　　本人有幸先睹书稿。纵观全书，其由多学科专家围绕某特定病例，按照疾病的时间线对肠道疑难病例进行了系统的多学科讨论，抽丝剥茧、条理清晰、行文流畅、文笔连贯，并结合翔实的图片资料，让人耳目一新。各团队在综合各学科意见的基础上，为患者制定了最佳的诊断和治疗方案，也为临床提供了较系统的肠道疑难疾病实战经验。从学术性、实用性和可读性来看，该系列图书有助于解决临床工作中的实际问题，是很好的临床参考书。

　　我欣然执笔作序，并深信该系列图书的问世必将受到广大医学工作者的欢迎。

中国医科大学附属盛京医院 院长

目 录

Case 1

孤立性直肠溃疡综合征病例多学科讨论

患者，男性，18岁，因"反复黏液血便5年"于2022年至上海交通大学医学院附属瑞金医院消化内科就诊。

▶ **现病史**

2016年，患者因学业压力较大，自觉腹胀明显，但可通过排便缓解，遂频繁如厕，每日3~4次，起初为黏液便，后开始表面伴有少量鲜红色血丝，症状逐渐加重，每日排便5~7次，并开始出现间断肉眼可见血便。

2017年7月，患者到当地医院就诊。肠镜检查提示直肠黏膜病变。病理提示直肠黏膜慢性炎，伴糜烂。给予美沙拉秦1.5g/d，柳氮磺胺吡啶（sulfasalazine，SASP）栓剂纳肛后，患者症状稍有好转。

2017年10月至我院儿科就诊。患者既往体健，否认慢性疾病病史，否认肛瘘病史，否认肝炎、结核等传染病病史，否认非甾体类抗炎药物应用史，否认吸烟、酗酒史，否认家族遗传疾病病史。

▶ **体格检查**

神清，精神可，生长发育正常，心率80次/分钟，腹软，肠鸣音4次/分钟，双下肢无水肿。

▶ **实验室检查**

WBC 11.43×10^9/L，N% 74%，CRP 20mg/L，生化及电解质未见异常。粪便隐血试验（＋/－）。粪细菌和真菌培养、粪艰难梭菌均呈阴性，ENA、ANA、ANCA、Ig全套、补体均呈阴性，肿瘤指标均为阴性，T-SPOT、CMV、EBV、HIV均为阴性。

儿科就诊意见

结肠镜（2017 年 10 月）：直肠前壁可见一处溃疡型病灶，大小约 2cm，周边黏膜轻度隆起（见图 1-1）。活检病理提示：直肠黏膜溃疡、炎性细胞浸润、隐窝腺管拉长。

该患者被诊断为直肠溃疡，给予美沙拉秦口服＋柳氮磺胺吡啶栓剂，及益生菌、肠道黏膜保护剂等治疗，症状有所缓解。

第一次肠镜复查（2018 年 5 月）：直肠前壁可见一圆盘状结节样隆起型病灶（见图 1-2），周边隆起明显，中央略凹陷，表面黏膜部分呈正常黏膜改变，隆起部分表面黏膜充血，腺管呈腺瘤样改变。直肠活检病理提示慢性黏膜炎。

第二次复查超声肠镜（2018 年 9 月）：白光下可见直肠结节样隆起型病灶，中央略凹陷，表面黏膜部分呈正常黏膜改变，隆起部分表面黏膜充血（见图1-3）。

肠道超声内镜检查提示病灶来源于黏膜和黏膜下层，厚度约 5.9mm，呈混合回声，部分隆起结节内可见网格样低回声囊性结构，病变横向范围约为3cm，病变后方回声衰减明显（见图 1-4）。

第三次复查肠镜（2019 年 1 月）：所见直肠黏膜隆起溃疡型与 2018 年 9 月相仿，无明显改善（见图 1-5）。

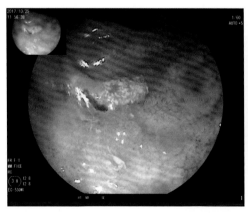

图 1-1　2017 年 10 月结肠镜：直肠前壁可见一大小约 2cm 的溃疡型病灶

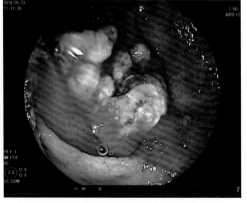

图 1-2　2018 年 5 月结肠镜：直肠前壁可见一圆盘状结节样隆起型病灶，大小约为 3cm

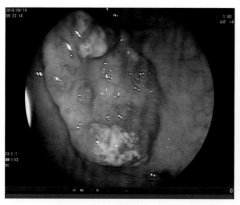 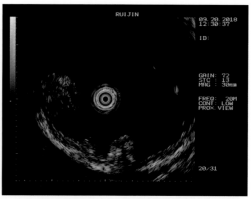

图 1-3　2018 年 9 月超声肠镜白光下可见直肠　图 1-4　2018 年 9 月肠道超声内镜图像：隆起溃疡
隆起溃疡型病灶　　　　　　　　　　　　　　型病灶来源于黏膜和黏膜下层，厚度约为 5.9mm

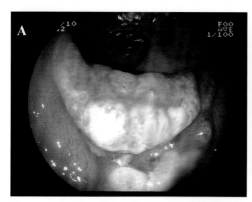 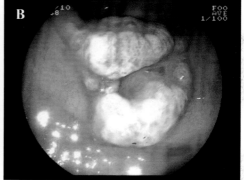

图 1-5　2019 年 1 月结肠镜可见直肠黏膜隆起溃疡型病灶与 2018 年 9 月复查结果相仿

后续再次入院治疗

2021 年，患者被收治入消化科，考虑患者间断用药，始终存在腹胀，需排便后方能缓解的表现，故行结肠传输试验，结果为阴性，行直肠测压提示 D 型排便障碍（见图 1-6）。

影像学意见

直肠 MR 增强（见图 1-7）：直肠中段肠腔内见黏膜信号，另见直肠中上段黏膜异常信号，直肠下段局部息肉样改变，未见确切肿瘤性病变。

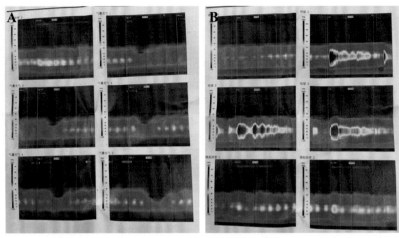

图 1-6　直肠测压（2021 年）提示 D 型排便障碍

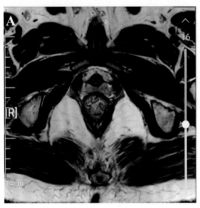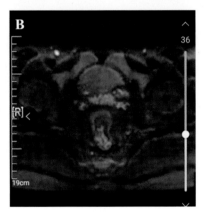

图 1-7　直肠 MR 增强（2021 年）提示：直肠下段局部息肉样改变

多学科讨论

　　该患者为年轻男性，长期便秘，直肠溃疡持久不愈。经过对患者病史、内镜、影像学、病理的综合分析，临床高度怀疑直肠黏膜脱垂综合征，但活检病理始终未能支持，故决定行内镜黏膜下剥离术（见图1-8），期待明确诊断。

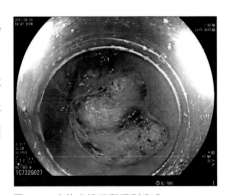

图 1-8　实施内镜下黏膜剥离术

术后病理科意见

术后病理示（见图 1-9）直肠黏膜多灶炎性息肉形成，周围黏膜局部隐窝凋零，有显著的隐窝增生伴隐窝基底部潘氏细胞化生，固有层间质纤维化，上述组织学改变符合局部慢性血供不足所致黏膜损伤后修复改变。炎性息肉与黏膜脱垂病理机制重叠，虽息肉周围结肠隐窝可见扭曲、分支，但黏膜内炎症细胞浸润不显著，未见炎症性肠病组织学依据。考虑直肠黏膜脱垂诊断明确。

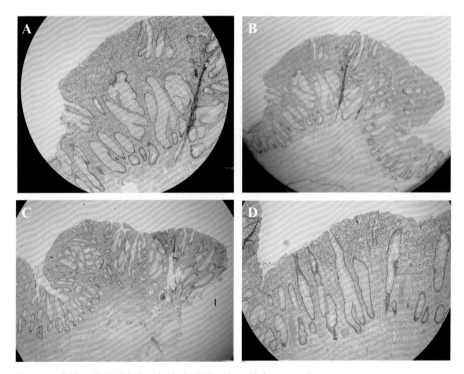

图 1-9　内镜下黏膜剥离术后标本病理所见（HE 染色，×10）

诊　断

该患者临床高度怀疑直肠黏膜脱垂综合征，但活检病理始终未能确诊。故决定行内镜下黏膜剥离术，术后病理明确直肠黏膜脱垂综合征诊断。

讨 论

黏膜脱垂综合征（mucosal prolapse syndrome，MPS）发病率约为 1/10 万，发病无性别及年龄差异。与直肠黏膜脱垂、直肠孤立性溃疡综合征、直肠套叠、直肠炎性息肉病属于同一类疾病，病因及临床表现相似。黏膜脱垂综合征的临床表现为肛门疼痛、排便困难、黏液血便、里急后重等。诊断依赖于病理活检，需要与炎症性肠病及恶性疾病相鉴别。

黏膜脱垂综合征的发病机制主要为排便时间延长、便秘、不良排便习惯及排便肌肉收缩异常引起的肛门直肠肌肉持续紧张，从而导致肌纤维增生及腺管拉长，进一步引发直肠上皮黏膜缺血坏死，持续的慢性刺激最终导致黏膜产生溃疡性、隆起样改变。

黏膜脱垂综合征诊断依赖于排便困难病史、内镜表现以及病理特征，需与直肠癌、炎症性肠病、感染性疾病、内异症、药物因素等相鉴别。其主要病理特征为肠黏膜缺血继发的改变，包括黏膜固有层肌纤维细胞增生、腺管扭曲拉长、杯状细胞化生且炎症细胞浸润较轻。内镜可见溃疡、息肉样增生、肿块。溃疡多发于直肠前壁，单个或多个，大小在 0.5～4.0cm，较少累及乙状结肠或肛管。

黏膜脱垂综合征的治疗包括以下几个方面。①患者教育：缩短排便时间，富纤维素饮食，大量饮水，运动；②行为干预：生物反馈治疗（放松盆底肌肉及肛管外括约肌）；③心理干预：防止盆底紧张，杜绝手法排便；④药物治疗：缓泻剂治疗，局部药物治疗，如局部给予硫糖铝、美沙拉秦、柳氮磺胺吡啶栓剂、激素纳肛或灌肠；⑤手术治疗：针对药物治疗无效的难治性溃疡，可选择内镜或外科手术。在内镜治疗中，经内镜黏膜剥离术治疗黏膜脱垂综合征的效果较好，并可获得较完整的病理组织；但部分患者术后亦可能存在复发的风险。

总 结

综上所述，直肠溃疡不等于溃疡性直肠炎，临床医师需掌握炎症性肠病诊断的核心内镜特征进行鉴别诊断。若发现直肠孤立性溃疡，需考虑黏膜脱垂综合征，结合排便困难病史、内镜表现、病理特征可做出诊断。黏膜脱垂综合征的发病机制主要为黏膜缺血，诊断过程中病理特征最为重要。黏膜脱垂综合征治疗主要为改善便秘；对于一些顽固性病例，可考虑手术治疗，同时内镜下治疗可作为重要选择。

参考文献

[1]　du Boulay CE, Fairbrother J, Isaacson PG. Mucosal prolapse syndrome — a unifying concept for solitary ulcer syndrome and related disorders[J]. J Clin Pathol, 1983, 36(11): 1264-1268.

[2]　Hizawa K, Iida M, Suekane H, et al. Mucosal prolapse syndrome: diagnosis with endoscopic US[J]. Radiology, 1994, 191(2): 527-530.

[3]　Hayasaka J, Hoteya S, Tomizawa K, et al. The long-term efficacy of endoscopic submucosal dissection in the treatment of symptomatic mucosal prolapse syndrome[J]. Intern Med, 2021, 60(7): 1005-1009.

上海交通大学医学院附属瑞金医院

顾于蓓　沈　锐

Case 2

糖尿病酮症酸中毒、小肠梗阻、小肠内瘘病例多学科讨论

消化科病史汇报

患者，男性，18岁，因"间断腹痛腹胀3个月"于2020年6月入院。

▶ **现病史**

3个月前，患者短时间内饮4升果汁后昏迷，至外院紧急就诊测血糖60mmol/L，诊断"糖尿病酮症酸中毒、高血糖高渗综合征、2型糖尿病"。予以降血糖、静脉补液、营养、对症治疗4天后，患者意识恢复。住院期间，患者腹围增大，排气、排便停止。腹部CT检查（见图2-1）提示小肠梗阻。经保守治疗后，患者排气、排便恢复。

2个月前，患者出现右下肢水肿，超声提示右髂静脉及股静脉血栓形成，分别行介入溶栓术及取栓术后右下肢水肿逐渐消失。口服利伐沙班20mg/d抗凝治疗。患者腹胀，排气、排便少；间断排黑便，3～4次/月；口服中药通便及

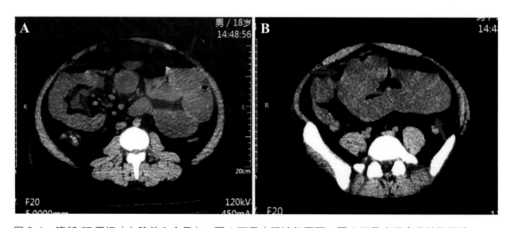

图2-1 腹部CT平扫（入院前3个月）：图A可见小肠液气平面，图B可见小肠多发扩张积液

灌肠治疗后，腹胀缓解。

1个月前，患者间断出现中上腹部剧烈绞痛，可闻及高调肠鸣音，排稀便3次/日，排便、排气后腹痛缓解。间断发热，体温最高39℃，无畏寒、寒颤，可自行退热。当地医院完善胃镜及结肠镜检查未见异常。

1天前，患者出现右下腹疼痛，排黄绿色稀水便20余次/日。我院门诊腹部增强CT＋三维重建检查（见图2-2）提示：回肠壁增厚，明显强化，右下腹回肠粘连、狭窄，近端肠管扩张。

入院前3个月到入院时，患者体重下降了45kg。为进一步诊治，收入病房。

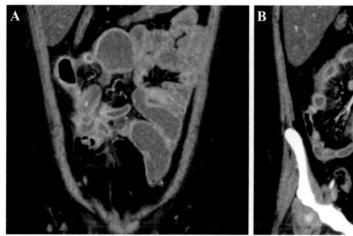
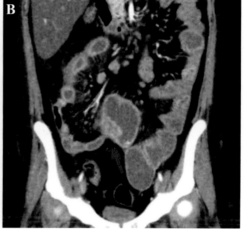

图2-2　腹部CT增强（入院前1天）。图A：多发回肠间肠内瘘；图B：回肠肠壁增厚、狭窄，近端小肠扩张

▶ **入院查体**

患者贫血貌，右下腹压痛，无反跳痛及肌紧张。双下肢指压痕阳性。

▶ **实验室检查**

白蛋白16g/L，血红蛋白61g/L，白细胞、中性粒细胞、C反应蛋白及降钙素原均正常，便培养阴性，T-SPOT阴性，EB病毒（Epstein-Barr virus, EBV）及巨细胞病毒（Cytomegalovirus, CMV）均为阴性，ANA谱、抗心磷脂抗体及ANCA均为阴性。

初步诊断

腹泻原因待查；小肠不全梗阻；克罗恩病待除外；中度贫血；低白蛋白血症。

诊治经过

入院后给予补充白蛋白、输血、肠外营养支持治疗，患者腹痛、腹泻症状无明显好转。故进行多学科会诊讨论。

影像科意见

阅该患者CTE可见右下腹回肠管壁增厚及明显强化，考虑存在肠瘘并穿透到腹膜形成粘连，导致近端肠梗阻，多发肠系膜淋巴结肿大。患者肠道炎症范围大，从空肠下段至回肠中段均有受累，预估病变范围在 60cm 以上。结合该患者病史，不除外缺血导致肠道损伤的可能。

外科意见

患者年轻，肠道炎症重，病变范围广，病因不清，查体无腹膜炎表现，无急诊外科手术指征。患者目前存在严重低蛋白血症、贫血，此时行急诊手术风险极大，术后并发症多。故建议内科暂继续保守治疗，积极纠正贫血，改善营养状态，做好可能的术前优化。

消化科意见

该患者为青年男性，反复出现肠梗阻，回肠增厚狭窄，肠间存在复杂内瘘，需要除外克罗恩病的可能。但患者急性起病，不符合克罗恩病慢性病程的特点。患者基础疾病为 2 型糖尿病、糖尿病酮症酸中毒，存在高渗状态并在病程中出现右下肢深静脉血栓形成，提示患者存在明显的高凝状态，故需要除外缺血因素引起的小肠病变。患者小肠内瘘病因不清，可能需要手术进一步明确诊断、解决小肠梗阻。但目前患者病变范围广、营养状态差，如立即进行手术治疗，术中切除肠管范围大，术后并发症多。故建议暂行保守治疗，给予管饲全肠内营养，积极进行术前优化，择期再次评估病情以明确是否可以手术治疗。

诊治经过

给予短肽制剂管饲肠内营养至 1500mL/d，患者耐受尚可，但人血白蛋白无明显升高，且仍间断出现腹部绞痛。全肠内营养后第 16 天，患者突发腹部绞痛。复查腹部CT（见图 2-3）示右下腹小肠粘连狭窄、肠不全梗阻同前，局部渗出稍增多。停止肠内营养，禁食、禁水，予以全肠外营养治疗。再次完善多学科会诊，明确是否有手术指征。

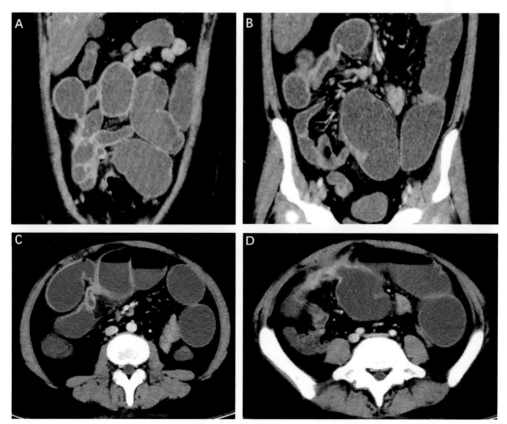

图 2-3　全肠内营养后第 16 天（患者突发腹痛）复查腹部 CT。图 A：回肠肠壁增厚水肿较前明显好转，范围减小。图 B：回肠肠壁水肿好转，但仍有明显狭窄，近端肠管扩张。图 C：脐下可见回肠狭窄，肠管内可见液气平面。图 D：脐上回肠狭窄，与腹壁粘连，长度约为 3cm

影像科意见

与入院时CT比较，目前患者小肠水肿及周围渗出较前明显好转，范围较前减小，但仍有两处明显狭窄：一处位于脐上，与腹壁粘连，长度约为3cm；另一处位于脐下，不除外纤维性狭窄，两处病变间距约为40cm。余肠道炎症较前明显好转。

外科意见

患者当前的一般状态较入院明显改善，血红蛋白水平升高，经肠内营养治疗后肠梗阻仍有反复，复查影像学提示病变较前局限，但肠道狭窄无改善，存在外科手术指征，转外科手术治疗。

诊治经过

外科手术术中所见（见图2-4）：距回盲瓣30～90cm回肠粘连成团，肠壁明显水肿，此段小肠多处狭窄，有多处内瘘形成。近端小肠扩张积液，有肠梗阻表现，为解除肠梗阻，行小肠部分切除吻合术，共切除肠管60cm，剩余小肠长度共250cm。剩余小肠行侧侧吻合术，术中失血100mL，未输血。患者术后切口愈合良好，平稳出院。

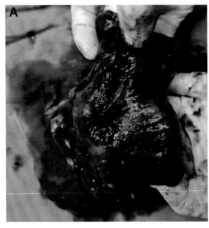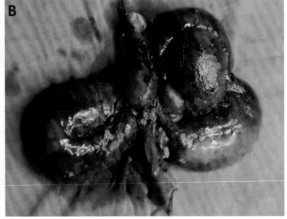

图2-4　手术标本。图A：切除节段小肠的肠腔内可见多出内瘘。图B：距回盲瓣30～90cm回肠粘连成团，此段小肠有多处狭窄

病理科意见

患者小肠绒毛部分变平，黏膜下水肿，血管扩张充血。多发糜烂及溃疡，溃疡宽大，累及黏膜下层，有的达浅肌层。溃疡边缘黏膜浅层出血坏死，隐窝较少，局灶见幽门腺化生，黏膜下层及浆膜可见出血，全层见血管扩张、瘀血。粘连处见溃疡裂隙状，穿透全层与其他肠管粘连。未见肉芽肿、血管炎及血管内血栓。

病理（见图 2-5）诊断：小肠多发溃疡，伴穿孔粘连，符合肠急性缺血改变。小肠周围淋巴结反应性增生，两侧断端肠壁有血管瘀血。

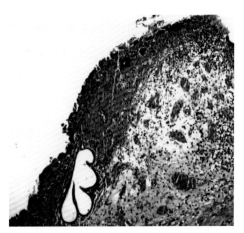

图 2-5　病理：小肠多发溃疡，伴穿孔粘连，符合肠急性缺血改变。小肠周围淋巴结反应性增生。两侧断端肠壁有血管瘀血

出院诊断

缺血性小肠炎。

后续随访

出院后 1 个月电话随访，患者进食正常，无腹痛、腹胀，无恶心、呕吐。出院后 1 年电话随访，患者无不适，体重增长了 10kg。

总　结

缺血性小肠炎（ischemic enteritis，ISE）常见于老年人，而合并糖尿病、系统性红斑狼疮或者镰状细胞贫血的年轻人也易患此病。其病因是肠系膜血管灌注降低导致小肠缺血。按照血管是否堵塞，缺血性小肠炎可分为闭塞型和非闭塞型。闭塞型缺血性小肠炎可分为肠系膜上动脉栓塞、肠系膜上动脉血栓形成和肠系膜上静脉血栓形成，发病占比依次为 30%、25% 和 20%。非闭塞型缺血性小肠炎的发病占比为 25%。临床表现有腹痛、恶心呕吐、发热等，少见黑便。非闭塞型缺血性小肠炎临床经过分为急性期和慢性期。急性期常突发肠梗阻症状，经保守治疗后病情迅速缓解。慢性期多发生于起病后 2 个月，表现为肠梗阻症状，且因肠腔狭窄，常需手术治疗切除病变肠管。影像学表现为长段的肠腔狭窄伴近端扩张，回肠多见（占 69.7%），空肠少见（占 30.3%）。而内镜表现多为环形、节段性溃疡，多为向心性狭窄，纵行溃疡少见。但因为小肠镜开展尚不普及，且大部分患者因狭窄而无法行胶囊镜检查，故大部分病例报道无内镜资料。典型的病理检查可见溃疡深达黏膜下层，溃疡底部见富有血管的肉芽组织，黏膜下层可见纤维增生，炎症细胞浸润。

本例患者因糖尿病酮症酸中毒、高血糖高渗综合征导致下肢静脉及小肠血流灌注不足，相继出现下肢静脉多发血栓形成及急性缺血性小肠炎，经溶栓、抗凝治疗后，症状迅速好转；但 2 个月后出现小肠慢性缺血性改变，并继发多处肠内瘘，最终手术确诊缺血性小肠炎。缺血性小肠炎是一种少见疾病，若不及时确诊及手术，容易继发小肠坏死、败血症、休克甚至造成患者死亡。因此，及时诊断、适当选择时机手术治疗是至关重要的。

参考文献

[1] Makizono T, Maetani K, Kinjo M, et al. A case report of diabetic ketoacidosis complicated by ileal perforation caused by ischemic bowel enteritis[J]. Journal of Japanese Society for Emergency Medicine, 2017, 20: 616-621.

[2] Koshikawa Y, Nakase H, Matsuura M, et al. Ischemic enteritis with intestinal stenosis[J]. Intest Res, 2016, 14(1): 89-95.

中国医科大学附属盛京医院

周林妍　李　卉　田　丰

Case 3

隐源性多灶性溃疡性狭窄性小肠炎病例多学科讨论

患者，女性，49 岁，因"间断腹部绞痛 7 年余，加重伴恶心、呕吐 3 月余"就诊。

▶ **现病史**

患者入院前 7 年着凉后出现腹部疼痛，以中下腹部为主，绞痛，无发热、头晕、恶心、呕吐、腹泻、便血等其他不适，注射山莨菪碱针后缓解。之后每 2～5 个月发作一次，与进食寒凉、硬食有关，未予以重视，未行检查。入院前 3 月余，无明显诱因下，患者腹痛较前加重，发作较前频繁，2～7 天发作一次，伴恶心、呕吐，呕吐物为胃内容物。遂就诊于当地医院。行胶囊内镜检查提示小肠多发溃疡伴狭窄；结肠镜提示结肠炎，进入回肠 30cm 未见病灶；初步检查排除结核、病毒感染。

后就诊于我院消化科，完善化验、肠系膜 CTA、小肠镜等相关检查，予以肠内营养，患者腹痛症状较前好转。患者行胶囊内镜检查 1 个月后胶囊未排出，以"小肠内胶囊内镜滞留，小肠溃疡伴狭窄"收入我院普外科。患者精神、睡眠尚可，食欲减退，大便次数减少，小便如常，发病以来体重下降约 10kg。

▶ **既往史**

13 年前，患者因宫颈癌行全子宫及双附件切除术，术后规律放疗 20 次。

▶ **入院查体**

T 36.1℃，P 75 次/分钟，R 16 次/分钟，BP 110/70mmHg，发育正常，营养中等，意识清晰，自主体位，查体配合；腹部：中下腹可见一个 15cm 腹中线切口；肠鸣音4次/分钟，未闻及血管杂音；移动性浊音（－）；全腹无压痛及反跳痛，无肌紧张；肝脾肋下未触及，腹部包块未触及，无肝肾区叩击痛。

▶ **实验室检查**

血常规：WBC $3.31×10^9/L$，N% 50.5%，Hb 126g/L，PLT $196×10^9/L$；炎性指标：ESR 10mm/L（0～20mm/h），CRP 0.15mg/dL（＜0.8mg/dL），粪便钙卫蛋白149μg/g（0～50μg/g）；食物不耐受IgG抗体（－）；免疫全项（－）；便潜血（－）。

▶ **小肠镜检查**

经口进镜至空回肠交界处可见0.3cm×0.3cm息肉样隆起，余未见明显异常；经肛小肠镜进镜至回肠约1m未见明显异常，无法再进镜。病理示：（空肠）黏膜慢性炎症。

入院诊断

1.小肠内异物（胶囊内镜）。

2.小肠溃疡。

3.小肠节段性狭窄（克罗恩病？放射性肠炎？隐源性多灶性溃疡性狭窄性小肠炎？）。

4.子宫切除术后状态。

5.双侧卵巢切除术后状态。

诊治经过

外科手术：于全麻下行腹腔镜探查。术中见：盆腹腔无腹水，腹膜网膜无种植，肝、脾、胆囊、胃及结肠未及肿物；探查小肠，距回盲部55～85cm小肠可见4处炎性增厚伴狭窄，可见局部肠系膜脂肪增生聚集，病变较重一处（距回盲部55cm）近端可触及其内有异物滞留。遂行小肠部分切除、小肠-小肠吻合、小肠异物取出术。

手术标本：切除小肠约30cm，距一侧断端2cm见一环形溃疡，最大径0.4cm；距一侧断端6cm、10cm、15cm和20cm处各见一肠腔狭窄区。

病理诊断：（部分回肠）小肠黏膜多灶浅溃疡形成，深及黏膜下层，病变区间黏膜正常，病变区黏膜下层纤维组织增生，部分黏膜肌与固有肌融合；肠壁及肠系膜部分小动脉内膜增厚，管腔狭窄；病变形态倾向于慢性缺血损伤，请结合临床综合考虑。

最终诊断

隐源性多灶性溃疡性狭窄性小肠炎。

影像学意见

肠系膜CTA（见图3-1）：盆腔小肠积气、积液，部分回肠系膜血管增粗，略呈梳齿状改变；局部回肠壁略厚，强化程度各期高于邻近肠壁。本病有多段小肠狭窄病变，与克罗恩病鉴别有一定难度。以下表现有助于鉴别：①本病的病变范围局限于小肠，克罗恩病可发生于胃肠道任何部位；②本病因病变只累及黏膜及黏膜下层，故肠壁增厚程度要比克罗恩病轻；③增厚的肠壁浆膜层比较光滑；④肠外表现比克罗恩病轻，不易出现窦道瘘管等。

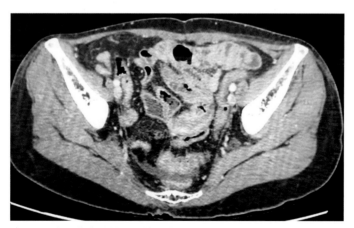

图 3-1　隐源性多灶性溃疡性狭窄性小肠炎。肠系膜 CTA：盆腔小肠积气、积液，部分回肠系膜血管增粗，略呈梳齿状改变；局部回肠壁略厚，强化程度各期高于邻近肠壁

病理科意见

送检小肠肠管一段，长 23cm，直径 2cm，距一侧断端 2cm、6cm、10cm、

15cm 和 20cm 处各见一环状狭窄区，黏膜大致正常（见图 3-2A 和 B）。

镜下：病变呈多灶性分布，限于黏膜层和黏膜下层，黏膜表浅糜烂伴轻度急、慢性炎反应，黏膜下层纤维化致黏膜肌与固有肌层融合，其中可见少许厚壁血管。考虑隐源性多灶性溃疡性狭窄性小肠炎（见图 3-2C ～ E）。

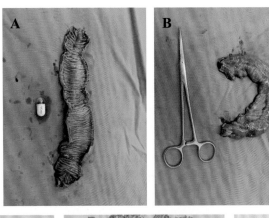

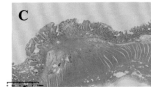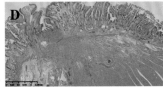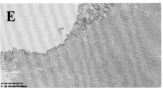

图 3-2　图 A、B：手术标本图。图 C：显示狭窄环处黏膜固有层深部及黏膜下层显著纤维化但宽度窄，致该处黏膜肌破坏（HE 染色，×20）。图 D：狭窄环处黏膜固有层深部及黏膜下层显著纤维化但宽度窄，致该处黏膜肌破坏。黏膜炎症轻微，纤维化区域隐窝结构轻度改变（HE 染色，×40）。图 E：另一处狭窄区域黏膜显著萎缩、腺体稀少，间质慢性炎反应（HE 染色，×40）

总　结

该患者为中年女性，慢性病程，以间断腹痛为主要临床表现，既往有宫颈癌术后放疗史，行肠系膜 CTA 示盆腔小肠积气、积液，部分回肠系膜血管增粗，略呈梳齿状改变；局部回肠壁略厚，强化程度各期高于邻近肠壁。胶囊内镜检查提示小肠多发溃疡伴狭窄。根据临床表现及肠镜病理，无法鉴别克罗恩病、放射性肠炎等，且患者存在小肠内胶囊内镜滞留，为明确诊断并取出小肠内异物，行腹腔镜下小肠部分切除。结合术中所见及术后病理，考虑隐源性多灶性溃疡性狭窄性小肠炎。

隐源性多灶性溃疡性狭窄性小肠炎（cryptogenetic multifocal ulcerous stenosing enteritis，CMUSE）是一种罕见的小肠溃疡性疾病。其发病机制未明，可能与血管炎、纤维组织过度增生、胶原蛋白降解受阻和基因突变等有关。其临床特征为反复发作的腹痛、黑便、呕吐、腹泻、贫血、低蛋白血症等，病理特征为局限于黏膜和黏膜下层的浅表溃疡，反复发作的小肠溃疡可导致小肠环形狭窄。CTE/MRE结合小肠镜检查对该病具有一定的诊断价值，对已有肠狭窄患者行胶囊内镜检查有胶囊内镜滞留的风险，但通常不会引起肠梗阻。糖皮质激素治疗有效，但是高达87.5%的患者可能发生激素抵抗，一半患者需接受手术治疗。

2001年，Perlemuter等提出隐源性多灶性溃疡性狭窄性小肠炎的诊断标准要点：①有不明原因的小肠狭窄和梗阻；②病理显示黏膜和黏膜下层浅表溃疡；③慢性病程，反复发作，尤其术后易复发；④ESR和CRP等炎性指标无显著升高；⑤糖皮质激素治疗有效；⑥除外其他小肠溃疡性疾病。需要明确的是，隐源性多灶性溃疡性狭窄性小肠炎的诊断主要是排他性诊断，需在排除克罗恩病、非甾体抗炎药相关性肠炎、血管炎、淋巴瘤等的基础上做出诊断。

参考文献

[1] Ramos GP, Bartlett D, Bledsoe A, et al. Cryptogenic multifocal ulcerous stenosing enteritis (CMUSE): a 20-year single-center clinical and radiologic experience. Abdom Radiol (NY)[J]. Inflammtory Bowel Diseases, 2021, 27(Supplement 1): S8-S9.

[2] Perlemuter G, Guillevin L, Legman P, et al. Cryptogenetic multifocal ulcerous stenosing enteritis: an atypical type of vasculitis or a disease mimicking vasculitis[J]. Gut, 2001, 48(3): 333-338.

天津医科大学总医院肠病管家团队

刘　刚　赵　新　宋文静　曹晓沧

Case 4

内镜下不典型溃疡病例多学科讨论

消化科病史汇报

患者，男性，57岁，因"间断腹痛、黏液脓血便6年"于2021年5月13日收入空军军医大学附属西京医院消化内科。

2015年5月，患者于不洁饮食及饮酒后出现腹痛，为阵发性绞痛，以左下腹为主，伴有腹泻，每日5～10次，为黄色糊状便，伴有黏液及少量脓血，无恶心、呕吐、发热、黄疸，于当地医院住院治疗，诊断考虑"急性肠炎"，予以抗感染、对症支持治疗（具体不详），症状无缓解。遂就诊于某三级甲等医院，肠镜示"溃疡性结肠炎"（未见报告），予以"美沙拉秦（3g/d）、云南白药"治疗1年，患者腹痛缓解，腹泻减轻，大便每日5～6次，为黄色稀糊状，无黏液脓血。但患者症状多次反复，遂于2017年4月至我院就诊。

2017年4月25日，门诊肠镜检查（见图4-1）示：盲肠、阑尾内口周围散在片状充血、糜烂；全结肠可见弥漫性炎症，广泛黏膜充血、水肿，质脆，触之易出血，脓性分泌物附着肠壁，病变之间可见较正常黏膜，多发糜烂、虫蚀样溃疡，多呈疣状改变，血管纹理模糊紊乱；皱襞尚存，部分区域假性息肉形成。内镜诊断：溃疡性结肠炎 全结肠型 轻度活动期。病理示：黏膜急性活动性炎伴糜烂，局部可见灶性不典型的肉芽肿结构。门诊考虑"溃疡性结肠炎（慢性复发型 全结肠 轻度 活动期）"，遂予以"美沙拉秦（4g/d）、益生菌"治疗，患者在当地自行加用"奥美拉唑（20mg/d）、固肠止泻丸、补脾益气丸"治疗。

坚持治疗1年后，患者腹泻好转，大便成形，每日1～2次，无黏液脓血。

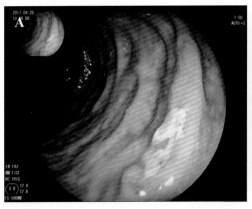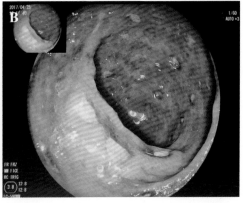

图 4-1　2017 年 4 月 25 日肠镜检查：全结肠弥漫性炎症性，多发虫蚀样溃疡样。图 A：直肠；图 B：横结肠

2018 年 4 月 18 日，我院门诊复查肠镜示：回肠末端黏膜未见异常，结肠所见黏膜局部欠光滑，多发或散在白色黏膜瘢痕，降结肠以下为著，皱襞排列整齐，肠管扩张度好，未见隆起及凹陷性病变，病情进入缓解期，自行停药。

2020 年 5 月，患者不洁饮食及饮酒后再次出现腹痛、腹泻、里急后重，疼痛呈阵发性钝痛，左下腹为著，大便每日 7~10 次，为黄色稀糊状便，伴黏液脓血，无发热、盗汗、恶心、呕吐等不适，自行服用"美沙拉秦（4g/d）"，症状无缓解，遂至我院门诊就诊。予以"美沙拉秦（4g/d）+美沙拉秦灌肠液（40mL/晚）+益生菌"治疗。患者坚持治疗 4 个月，腹痛、腹泻症状无明显好转。遂于 2020 年 9 月再次至我院门诊就诊。

2020 年 9 月 1 日，肠镜检查（见图 4-2）示：盲肠、全结肠可见弥漫性炎症，广泛黏膜充血水肿及糜烂，散在大小不等、形态各异黏膜凹陷，最大直径约为 3.0cm，基底覆苔，边缘黏膜肿胀，黏膜质脆，触之易出血，局部病变之间似可见较正常黏膜及黏膜瘢痕，血管纹理模糊紊乱，皱襞尚存，直肠较重，横结肠较轻。内镜诊断：结肠多发溃疡。病理示：黏膜内大量浆细胞、淋巴细胞、中性粒细胞及嗜酸性粒细胞浸润，局部肉芽组织增生，黏膜慢性炎急性活动伴溃疡形成。

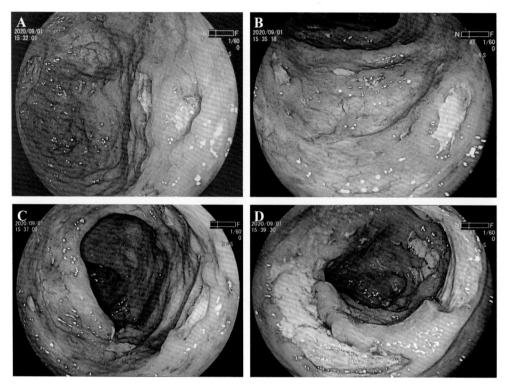

图 4-2　2020 年 9 月 1 日肠镜：全结肠弥漫性炎症，散在大小不等黏膜凹陷，最大直径 3.0cm。图 A：升结肠；图 B：横结肠：图 C：降结肠；图 D：直肠

　　遂于 2020 年 9 月 28 日收入我科（西京医院消化内科）第一次住院治疗。入院查体发现左侧腹及右下腹压痛，无反跳痛。入院实验室检查：WBC 14.86×10⁹/L，N 11.84×10⁹/L；hsCRP 88.8mg/L；IL-6 32.12pg/L；降钙素原 0.025ng/mL；ESR 87mm/h；白蛋白 28.8g/L；T 细胞斑点试验抗原 A 45，抗原 B 4；大便潜血试验、转铁蛋白阳性；肠道菌群分布Ⅱ度失调；病毒系列、EBV、艰难梭菌、肿瘤标志物、肾功能、血糖均未见异常；心电图、胸部 CT 未见异常。肠道双源 CT（见图 4-3）示：直肠、乙状结肠、降结肠、横结肠、回肠末端肠壁广泛不规则增厚、僵硬，肠系膜可见肿大淋巴结，多考虑炎性改变。诊断考虑"溃疡性结肠炎（慢性复发型 全结肠 重度 活动期）"。治疗上予以"美沙拉秦缓释颗粒（4g/d）、泼尼松（45mg/d）、异烟肼（300mg/d）预防结核，莫西沙星抗感染，更昔洛韦抗病毒"治疗，同时辅以补钙、护胃、调节肠道菌群、补充白蛋白、营养补液支持等对症治疗。患者症状缓解不明显，大便每日 10 余次，黏液脓血较前减少。

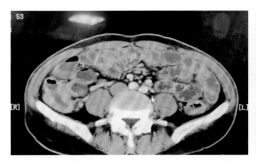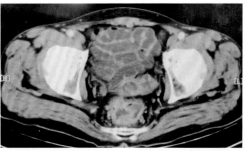

图 4-3 2020 年 9 月 30 日肠道双源 CT：直肠、乙状结肠、降结肠、横结肠、回肠末端肠壁广泛不规则增厚、僵硬

2020 年 10 月 10 日复查肠镜（见图 4-4）示：降结肠、乙状结肠、直肠可见多发大小不等深凿样溃疡，底覆白苔，周围黏膜环堤样隆起，取材质软，溃疡中间可见炎症较轻黏膜。内镜诊断：溃疡性结肠炎，合并感染待排。病理示：黏膜及黏膜肌间慢性炎急性活动伴肉芽组织增生，符合溃疡表现，部分腺体形态稍欠规则，未见隐窝炎。免疫组化 CMV（−），EBER（−）。黏膜培养示肺炎克雷伯菌。根据药敏结果，加用亚胺培南西司他丁抗感染、美沙拉秦灌肠液治疗。

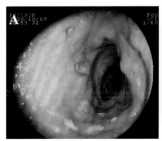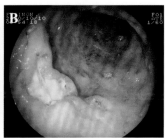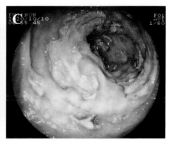

图 4-4 2020 年 10 月 10 日肠镜：降结肠、乙状结肠、直肠多发深凿样溃疡。图 A：降结肠；图 B：乙状结肠；图 C：直肠

10 天后，患者症状好转，大便次数减至每日 5～6 次，无黏液脓血，无腹痛，遂办理出院。院外继续接受美沙拉秦缓释颗粒＋美沙拉秦灌肠液＋泼尼松（逐渐减量，于 2021 年 4 月 20 日减停）＋异烟肼（6 个月后停药）治疗。

院外治疗期间，患者症状出现反复，间断腹痛，腹泻次数增加至每日 10 余次，夜间次数较多，为黄色稀糊状便，伴黏液脓血。

2021 年 4 月，于当地医院就诊。2021 年 4 月 19 日，肠镜（见图 4-5）示：回肠末端见多发不规则深凿溃疡，底覆白苔；回盲部、升结肠、横结肠、降结肠、乙状结肠、直肠散在不规则深凿样溃疡，底覆白苔。内镜诊断：肠道多发溃疡。病理：淋巴组织增生性病变，残存少量结肠黏膜腺体，未见隐窝炎及隐窝脓肿，固有层可见大量淋巴样细胞浸润，可见脉管炎，局部可见炎性坏死及肉芽组织增生，不除外非霍奇金淋巴瘤，建议免疫组化。但当地医院予以止泻、解痉止痛对症处理，症状无缓解，遂再次入我院就诊。

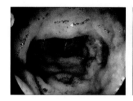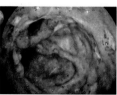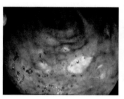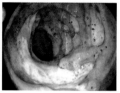

图 4-5　2021 年 4 月 19 日肠镜：回肠末端及全结肠散在不规则深凿样溃疡。图 A：回肠末端；图 B：升结肠；图 C：降结肠；图 D：直肠

2021 年 5 月 13 日，门诊以"结肠多发溃疡，溃疡性结肠炎合并肠道感染？淋巴瘤？肠结核？"收入我科。近 3 个月，患者食欲欠佳，体重下降，目前身高 170cm，体重 48kg，体重指数 16.6kg/m²，有咳嗽、咳痰症状。入院查体：双肺呼吸音粗，未闻及明显干湿性啰音，心脏查体无明显异常，腹软，左侧腹及右下腹压痛，无反跳痛，全身未触及明显肿大淋巴结。辅助检查：WBC 16.48×10⁹/L，N 13.59×10⁹/L；hsCRP 142mg/L，降钙素原 0.099ng/mL，IL-6 84.25pg/mL，ESR 70mm/h；白蛋白 23.9g/L；T 细胞斑点试验（T-SPOT）抗原 A 23，抗原 B 0；艰难梭菌阳性；大便潜血阳性；抗核抗体、抗 ScL-70 抗体、抗线粒体抗体 M2 阳性；凝血功能、术前感染、TORCH 十项、肠道菌群、大便培养均正常。

2021 年 5 月 14 日胸部 CT（见图 4-6）示右肺中上叶及左肺炎症。2021 年 5 月 19 日痰培养结果示肺炎克雷伯菌。肠道双源 CT（见图 4-7）示：直肠-结肠全程-回肠末端见肠壁增厚、强化较明显，降结肠下段、横结肠及升结肠部分黏膜层可见不连续溃疡征，黏膜下层增厚肿胀，系膜侧

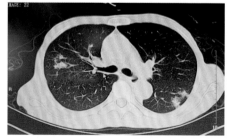

图 4-6　2021 年 5 月 14 日胸部 CT：右肺中上叶及左肺炎症

血管增多，考虑炎性肠病（急慢性并存），肠系膜见多发肿大淋巴结，待排不典型淋巴瘤。

2021 年 5 月 17 日肠镜（见图 4-8）示：升结肠至横结肠近肝区散在大小不

等类圆形黏膜凹陷，底覆白苔，边缘黏膜微隆起，充血明显，周围黏膜尚光滑；距肛门约 65～20cm 肠段黏膜粗糙，局部铺路石样改变，周围黏膜充血明显，散在黏膜凹陷，底覆白苔，血管纹理模糊，皱襞变钝；距肛 20cm 以下肠段散在大小不等环形或类圆形黏膜凹陷，底覆白苔，边缘黏膜充血。内镜诊断：结肠黏膜病变。病理示：黏膜局部慢性炎急性活动伴溃疡形成，局灶肉芽肿样结构，局部淋巴组织增生，局部形态不排除炎症性肠病。免疫组化：EBER（个别＋），CMV（－），CD20（局部＋），未提示明确肿瘤性证据。分子病理示：未检测到结核分枝杆菌DNA。

2021 年 5 月 21 日，浅表淋巴结B超（见图 4-9）示：双侧腹股沟区多发淋巴结部分肿大，腹腔肠系膜上及腹膜后多发淋巴结肿大，双侧颈部多发淋巴结肿大，双侧腘窝、双侧锁骨上下窝及双侧腋窝均未见明显淋巴结肿大。

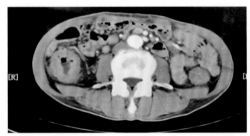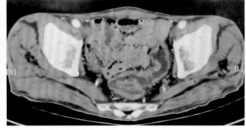

图 4-7　2021 年 5 月 14 日肠道双源CT：直肠－结肠全程－回肠末端见肠壁增厚、强化较明显

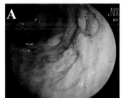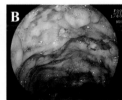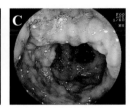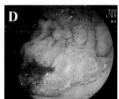

图 4-8　2021 年 5 月 17 日肠镜：全结肠散在多发黏膜凹陷，局部呈铺路石样改变。图 A：升结肠；图 B：横结肠；图 C：降结肠；图 D：直肠

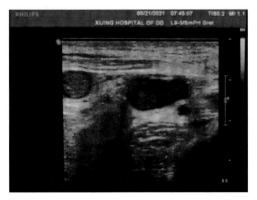

图 4-9　2021 年 5 月 21 日腹部浅表淋巴结超声：腹股沟区肿大淋巴结

病理科意见

患者在我院总共进行了4次肠道黏膜活检。

2017年4月，病理镜下可以见到黏膜内淋巴细胞、浆细胞及中性粒细胞浸润，局部有灶性不典型的肉芽肿结构，大部分区域黏膜结构未见异常，黏膜内淋巴组织增生，有较多浆细胞浸润，且以黏膜表层为著，炎症性肠病证据欠充分。

2020年9月和10月，黏膜组织活检病理均提示肠道黏膜慢性炎急性活动表现，未见隐窝炎、隐窝脓肿。2020年10月，活检病理免疫组化CMV与EBER均为阴性，未发现病毒感染。

2021年4月，外院病理提示不除外非霍奇金淋巴瘤，但患者未能将外院病理蜡块、玻片借来会诊。因此，在2021年5月我院住院期间，再次肠镜活检，镜下黏膜局部慢性炎急性活动伴溃疡形成，局部有肉芽肿样结构，局部淋巴组织增生，从形态上不能排除炎症性肠病，同时免疫组化可以见到T淋巴细胞较B淋巴细胞有增生优势，但未见明确肿瘤性证据，分子病理也未检测到结核分枝杆菌DNA。

综上信息，结合患者临床病史，从病理角度，诊断考虑为炎症性肠病，倾向于克罗恩病。

影像科意见

患者于2020年9月和2021年5月进行了两次肠道CT检查，均可以见到回肠末端、全结肠、直肠肠壁增厚，在动脉期黏膜强化明显，肠系膜血管增多；在2021年5月的肠道CT中还能见到结肠节段性黏膜层不连续，有溃疡征，影像学上符合炎症性肠病的变化。此外，还能见到多发淋巴结肿大，呈现快进快出式强化，但缺乏淋巴瘤证据，暂不考虑淋巴瘤的可能。

超声科意见

患者全身浅表淋巴结B超可见双侧腹股沟区、腹腔肠系膜上及腹膜后、双侧颈部多发肿大淋巴结，边界清晰，形态规则，且最大淋巴结有

1.6cm×0.8cm，位于腹腔肠系膜，其余体表肿大淋巴结均较小，故暂不考虑穿刺活检。

诊　断

克罗恩病（A3 L2 B1）。

治　疗

患者入院后，即予以口服美沙拉秦缓释颗粒（4g/d）＋美沙拉秦灌肠液保留灌肠治疗，实验室检查提示艰难梭菌阳性，遂予以万古霉素（125mg，口服，4次/日）抗艰难梭菌治疗14天；胸部CT提示肺部炎症，痰培养出肺炎克雷伯菌，根据药敏予以头孢哌酮舒巴坦钠（3g，静滴，2次/日）抗感染治疗13天；肠镜活检病理免疫组化提示EBER（个别＋），遂加用更昔洛韦（0.25g，静滴，2次/日）抗病毒治疗11天。患者咳嗽、咳痰症状较前明显减轻，腹痛症状较前好转，腹泻无明显改善，大便次数每日达10余次，黏液脓血较前减少。待患者肺部炎症较前好转后，考虑患者美沙拉秦治疗效果欠佳，腹泻症状仍较重，遂于2021年6月3日转换阿达木单抗治疗；治疗后，患者腹痛症状减轻，大便黏液明显减少，无脓血，腹泻次数减少至每日8次，遂办理出院，院外继续规律阿达木单抗治疗。

后续随访

2021年9月14日，患者完成8次阿达木单抗治疗返院复诊，患者无腹痛症状，大便每日4～6次，均为黄色成形软便，每次量少，无黏液脓血。实验室检查：ESR 50mm/h；hsCRP 5μg/mL；血常规、肝肾功能未见异常。肠镜检查（见图4-10）示：进镜至回肠末端30cm，未见异常；横结肠、降结肠、乙状结肠、直肠散在片状黏膜凹陷，底覆白苔，周围黏膜充血、水肿，取材质软，较2021年5月肠镜检查所见明显缓解。病理示：黏膜内淋巴细胞、浆细胞及中性粒细胞浸润，局部肉芽组织增生。病理诊断：黏膜慢性炎急性活动炎性溃疡形成。

2022 年 9 月 26 日返院复查肠镜：回肠末端黏膜未见异常，全结肠可见散在大小不等的白色瘢痕，部分瘢痕周围黏膜纠集，升结肠、降结肠及直肠可见散在点片状黏膜充血、糜烂，余所见黏膜未见异常。评估为内镜下缓解期。后续继续阿达木单抗规律治疗，定期返院复诊。

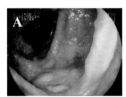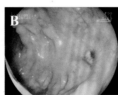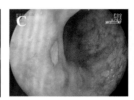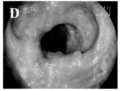

图 4-10　2021 年 9 月 14 日肠镜检查示横结肠、降结肠、乙状结肠、直肠散在黏膜凹陷。图 A：横结肠；图 B：降结肠；图 C：乙状结肠；图 D：直肠

总　结

该患者以间断腹痛、便血为主要症状，既往多次肠镜提示全结肠多发溃疡，诊断上考虑溃疡性结肠炎。经美沙拉秦治疗后，患者于 2018 年 4 月肠镜检查，黏膜部分瘢痕愈合，进入缓解期。2020 年，患者在不洁饮食后病情复发加重，经美沙拉秦＋激素治疗，治疗效果欠佳，且肠镜下可见深大溃疡，但血清学及黏膜活检免疫组化均未发现肠道感染病原体，肠道感染诊断证据不足。

2021 年 5 月，患者在我科第二次住院时，再次完善实验室检查及肠镜、活检、增强 CT、B 超等检查，经多学科讨论，最终排除淋巴瘤及肠结核的可能，结合病理和肠镜下表现，诊断修正为克罗恩病。患者既往接受美沙拉秦治疗，并于 2020 年 9 月开始激素治疗达 6 个月，患者腹痛、腹泻症状反复，遂考虑转换生物制剂治疗，经与患者沟通，于 2021 年 6 月开始转换抗 TNF-α 生物制剂阿达木单抗治疗。经 4 个月治疗后，患者腹痛、腹泻症状明显缓解，无便血症状，复查肠镜，肠道有散在的黏膜溃疡，较治疗前明显好转，治疗有效。

该患者最初诊断为溃疡性结肠炎，经过全面检查和多学科讨论，最终明确诊断为结肠型克罗恩病。

结肠型克罗恩病和溃疡性结肠炎在鉴别诊断上有一定的难度，同时也需要排除肠结核、淋巴瘤的可能，在诊断和鉴别诊断上有必要反复进行肠镜检查及活检，病理镜下发现肉芽肿、隐窝炎、隐窝脓肿等对明确诊断有重要价值。

参考文献

[1] 吴小平，贺洁. 肠克罗恩病与原发性肠道淋巴瘤的鉴别诊断 [J]. 临床内科杂志，2012，29（11）：733-735.

[2] 中华医学会消化病学分会炎症性肠病学组. 炎症性肠病诊断与治疗的共识意见（2018 年，北京）[J]. 中华消化杂志，2018，38（5）：292-311.

空军军医大学附属西京医院消化内科

李小飞　陈　琳　赵宏亮

李　涛　李增山　梁　洁

Case 5

播散型马尔尼菲青霉菌感染肠道溃疡病例多学科讨论

　　患者，男性，27 岁，已婚，因"反复腹痛 2 年，加重 1 月余"就诊。2 年前，患者无明显诱因下出现脐周阵发性胀痛，解黄色糊状便 3～4 次 / 日，伴进行性消瘦（2 个月减轻 10 余千克）。2 年前的内镜表现如图 5-1 所示。

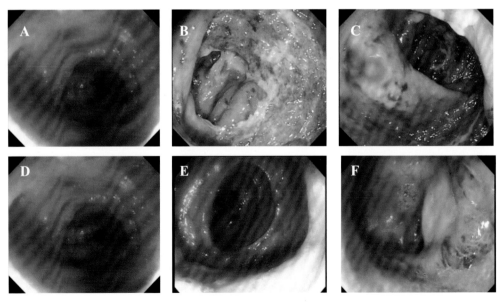

图 5-1　患者肠镜表现为末端回肠和结肠多发溃疡，非典型溃疡性结肠炎或克罗恩病表现。图 A：末端回肠；图 B：回盲部；图 C：升结肠；图 D：降结肠；图 E：横结肠；图 F：乙状结肠

插镜至末端回肠,末端回肠可见表浅溃疡,回盲瓣形态不规则,阑尾窝存在。回盲部大片溃疡,上覆白苔,局部黏膜充血水肿,升结肠、横结肠见多发黏膜线性溃疡,部分黏膜溃疡呈半环形,溃疡部分黏膜充血、水肿,上覆白苔,局部肠道可见黏膜隆起、粗糙、糜烂,脾区远端结肠未见溃疡及异常隆起。轻度内痔。镜下诊断:末端回肠、结肠多发溃疡。消化科考虑内镜下表现首先要考虑感染因素导致的溃疡。

其他实验室检查:血常规WBC 6.23×10^9/L,Hb 10^3g/L,N% 53.4%,PLT 258×10^9/L;CRP 39,ESR 29mm/h;肝肾功能:Alb 19.0g/L,前Alb 48.0mg/L,ALT 5IU/L,GGT 17.9U/L,Cr 56.2μmol/L。粪常规+OB:RBC 40~50/HP,WBC 30~35/HP,OB++。粪便培养、CDI(-)。粪便找寄生虫(-)。T-SPOT:A孔11,B孔23。HIV,TPPA,EBV,CMV(-)。乙肝抗体阴性,HBV-DNA<20 copies,丙肝抗体阴性。AFP(-),CEA(-),CA199(-),CA125(-)。ANA、ENA、P-ANCA、C-ANCA、ds-DNA均(-)。胸片:未见异常。

病理科意见

回盲部黏膜重度慢性活动性炎症,炎症累及黏膜下层见多发性非干酪样坏死性上皮样肉芽肿(含多核巨细胞,以朗汉氏巨细胞为主)形成;另见肉芽组织。

升结肠黏膜中度慢性炎症,间质见多核巨细胞;另见肉芽组织。

横结肠黏膜重度慢性炎症,炎症累及黏膜下层见非干酪样坏死性上皮样肉芽肿形成(含多核巨细胞);另见肉芽组织。

请结合临床资料考虑。

整体提示克罗恩病。

第一次多学科讨论意见

诊断考虑小肠、结肠多发溃疡(肠结核?克罗恩病?)。

诊疗计划建议:①常规抗感染、营养支持治疗;②予以异烟肼、利福平、乙胺丁醇、吡嗪酰胺四联抗痨。

半年后入院随访。

消化科意见

半年后，患者因腹胀明显，乏力、盗汗、消瘦等症状未明显缓解，来我科就诊并入院。

体格检查：R 12 次/分，P 72 次/分，T 36.8℃，BP 110/65mmHg，慢性病容，神清，营养状况较差，睑结膜苍白，双侧颈部、腹股沟处可及肿大淋巴结，尤以左侧腹股沟处可及一肿大淋巴结，约 1.5cm×1.2cm，心肺（－），腹软，略膨隆，无压痛、反跳痛，肝脾触诊不满意，移动性浊音（＋），双下肢轻度水肿。

全血细胞分析：WBC $3.71×10^9$/L，RBC $1.90×10^{12}$/L，Hb 46g/L，N% 48.8%，PLT $195×10^9$/L；生化检查：肌酐 45.7μmol/L，尿素氮 3.10mmol/L，尿酸 561.00μmol/L，白蛋白 17.9g/L，谷丙转氨酶 5.0U/L，谷草转氨酶 13.0U/L，总胆红素 5.50μmol/L，直接胆红素 2.2μmol/L，总铁结合力 23.7μmol/L。CRP 33.40mg/L。ESR 12mm/h。AFP 3.4ng/mL，CEA 1.14ng/mL，CA199 9.90U/mL，CA125 170.30U/mL。CMV-IgM（－）；EBV IgM（－）。B超：腹水51mm，右下腹局部伴分隔。两次腹水穿刺报告如下。第一次腹水常规：色淡黄色，有核细胞数 $357×10^6$/L，RBC $2×10^6$/L，N％ 39%，L％ 60%，李氏试验（＋）；氯 116mmol/L，蛋白 27.7g/L，白蛋白 11.5g/L，糖 7.19mmol/L，ADA 4.9U/L。第二次腹水常规：乳白色，有核细胞数 $550×10^6$/L，RBC $210×10^6$/L，N％ 10%，L％ 83%，M％ 7%，透明度浑，凝块无，李氏试验（＋）；氯 118mmol/L，蛋白 33.6g/L，白蛋白 16.4g/L，糖 5.40mmol/L，ADA 6.8U/L，LDH 157U/L。血清-腹水白蛋白梯度＜ 11g/L，提示有渗出液但无结核支持依据。

再次内镜检查（见图 5-2）：进镜至末端回肠，见病变呈节段性改变，多发不规则溃疡灶，环形为主；回盲部严重变形，可见溃疡灶；结肠多发溃疡、炎性增生及溃疡瘢痕，环形为主；多处肠段环形狭窄，内镜勉强通过。镜下诊断：末端回肠、结肠多发溃疡。

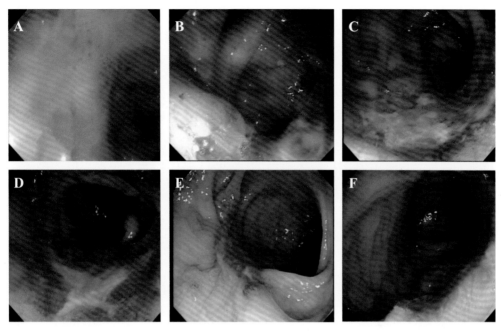

图 5-2　肠镜表现为多发溃疡较前未见好转，多发不规则溃疡灶，环形为主。图 A：末端回肠；图 B：回盲部；图 C：升结肠；图 D：降结肠；图 E 和 F：乙状结肠

影像科意见

肠道 CTE（见图 5-3）：结肠及小肠多发节段性肠壁增厚伴强化并累及回盲部，肠系膜旁多发淋巴结，腹、盆腔大量积液，系膜及网膜脂肪模糊，局部腹膜略增厚。根据上述表现，考虑炎症性肠病可能，肠结核可能，克罗恩病尚不能除外，请结合临床。

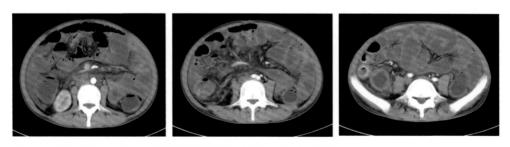

图 5-3　肠道 CTE：结肠、小肠多发节段增厚，伴腹、盆腔大量积液

病理科意见（内镜病理）

抗酸（－），网染（－），六氨银（－），黏膜急慢性炎，糜烂，肉芽肿性炎伴淋巴细胞增生，部分黏膜下见多核巨细胞及灶性坏死，请结合临床。免疫组化结果显示：增生的淋巴细胞少部分CD20$^+$/PAX5$^+$；部分CD3$^+$CD5$^+$CD7$^+$；多量组织细胞KP1$^+$，血管CD34$^+$，上皮AE1/AE3。符合反应性增生。RVO577基因检测为阴性，IS6110基因检测为阴性，16rsRNA基因检测为阳性，以上提示送检标本中未检测到结核分枝杆菌片段。

核医学科意见

核医学科行PET-CT检查考虑腹盆腔常规多发FDG代谢增高（见图5-4），但是整体考虑良性病变可能大，建议排除感染或克罗恩病。

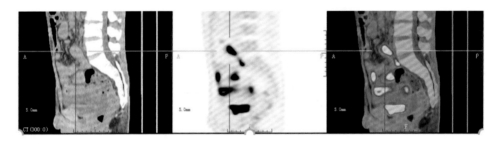

图5-4 PET-CT：腹盆腔常规多发FDG代谢增高，全结肠及多发小肠肠壁增厚，考虑炎症性肠病（如克罗恩病等），感染难以排除，患者多发FDG代谢增加考虑炎性增高

1.腹盆腔常规多发FDG代谢增高，全结肠及多发小肠肠壁增厚，考虑炎症性肠病（如克罗恩病等）可能性大，建议行病变肠管病理活检明确；肠周及肠系膜增厚、模糊，考虑肠周及系膜水肿改变；肠系膜及腹膜后多发淋巴结，考虑反应性增生淋巴结可能性大；多发小肠肠管气液平，考虑肠淤积改变；腹盆腔少量积液。

2.脾脏增大。

3.左侧上颌窦慢性炎症；鼻咽后壁FDG代谢增高，考虑炎性摄取；右侧颈深多发淋巴结炎性增生。

4.纵隔腔静脉后见囊状低密度影，考虑良性病变。

整体考虑良性疾病。

外科取淋巴结做病理组织学意见

从外科角度可以取颈部肿大淋巴结做病理学检查。病理（见图 5-5）示组织胞浆菌可能。

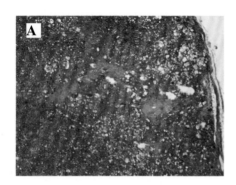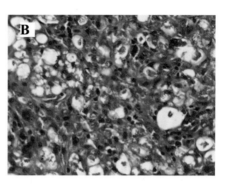

图 5-5　颈部肿大淋巴结病理（HE 染色）：淋巴结内炎症反应，但干酪样坏死不明显。图 A：×200 倍；图 B：×400倍

入院后续情况

骨穿刺未见淋巴瘤依据；患者入院后予以抗细菌感染、营养支持等治疗，但仍有腹胀、腹泻、便血；外科淋巴组织学活检提示组织胞浆菌可能，予以伊曲康唑 100mg bid 口服治疗。患者病情进一步恶化，解血便明显增多，腹痛加剧，腹水增多，后出现肠梗阻。同时，患者出现 I 型呼吸衰竭，左侧胸腔积液增多（见图 5-6），予以 BIPAP 呼吸机正压通气，并先后请复旦大学附属华山医院、上海长征医院真菌研究所会诊，考虑"组织胞浆菌感染？合并肺部、肠道细菌感染"，建议使用两性霉素 B 抗真菌治疗，同时取粪、尿、痰液及骨髓等组织培养，明确感染的病原菌。

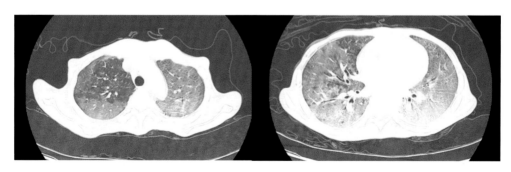

图 5-6　胸部 CT：肺部感染明显

两性霉素B使用3天后，患者突感腹痛难忍，伴暗红色便，急查上下腹部CT示肠穿孔。经普外科急会诊后，急诊行剖腹探查，术中诊断为末端回肠穿孔、急性弥漫性腹膜炎，行小肠部分切除术、小肠造瘘术。手术病理：部分小肠示局部肠黏膜糜烂，肠壁全层见大量中性粒细胞、淋巴细胞、浆细胞、组织细胞等炎症细胞浸润，其中组织细胞胞浆中见大量成簇的真菌孢子，符合真菌性感染。经上海长征医院真菌研究所痰培养及测序，明确病原菌为马尔尼菲青霉菌。患者术后转回消化内科，予以两性霉素B抗真菌治疗，1个月后停用两性霉素B，改用伊曲康唑100mg bid口服6个月。随访肠镜回肠造瘘术后，回肠多发性息肉，降结肠远端瘢痕。

总 结

该患者呈慢性病程，病程长，消耗症状明显，疾病发展过程复杂，明确诊断过程困难曲折。肠镜下溃疡表现形态多样，鉴别诊断围绕感染性、肿瘤性和免疫性疾病反复展开，需要重视与病理科医师之间的沟通，重视炎症性肠病与肠道感染性疾病的鉴别，尤其是少见的耶尔森菌、组织胞浆菌、马尔尼菲青霉菌感染等。对重度感染患者，建议静脉使用两性霉素B进行治疗。

参考文献

[1] Pan M, Huang J, Qiu Y, et al. Assessment of *Talaromyces marneffei* Infection of the intestine in three patients and a systematic review of case reports[J]. Open Forum Infect Dis, 2020, 7(6): ofaa128.

[2] Pan M, Qiu Y, Zeng W, et al. Disseminated *Talaromyces marneffei* infection presenting as multiple intestinal perforations and diffuse hepatic granulomatous inflammation in an infant with STAT3 mutation: a case report[J]. BMC Infect Dis, 2020, 20(1): 394.

[3] George IA, Sudarsanam TD, Pulimood AB, et al. Acute abdomen: an unusual presentation of disseminated *Penicillium marneffei* infection[J]. Indian J Med Microbiol, 2008, 26(2): 180-182.

上海交通大学医学院附属仁济医院

王天蓉　童锦禄

Case 6

阿米巴肠炎病例多学科讨论

消化科病史汇报

患者，男性，33 岁，因"腹泻伴腹痛 3 月余"于 2019 年 1 月 10 日至我院就诊。

2018 年 10 月，患者无明显诱因出现腹泻，6～7 次/日，稀便，无黏液脓血，伴右侧腹痛，伴食欲减退，无发热。口服益生菌等对症治疗，效果不理想。2018 年 11 月 30 日，于外院行结肠镜检查提示回盲部溃疡，考虑"克罗恩病"可能；病理显示"重度慢性炎，TB-PCR 阴性"。服用可乐必妥、甲硝唑 2 周，症状改善。停药 3 周后，患者腹泻再发，每日晨起 3 次黄色稀便，便中可见少量血，伴脐周腹痛，无发热。便常规：褐色黏液便，WBC 10～15/HPF，OB（+）。近 3 个月，体重下降约 5kg。为明确诊断，来我院门诊就诊。

患者既往体健。个人史：常年出差并有不洁饮食史。2018 年 3 月，患者进食生火腿；2018 年 6 月，进食生日料；2018 年 7 月，进食生海鲜。查体：一般情况好，浅表淋巴结未触及肿大，心肺查体未见异常，腹软，肝脾肋下未触及，无压痛、反跳痛，肠鸣音正常。

完善辅助检查。

血常规：WBC 7.1×10^9/L，N% 75.9%，Hb 177g/L，PLT 190×10^9/L；ESR 1mm/h，hsCRP 2.04mg/L；抗核抗体（ANA）谱：抗组蛋白抗体（AHA）++；炎症性肠病抗体谱、抗可溶性核抗原抗体（ENA）、抗 SSB 抗体、抗磷脂抗体谱均呈阴性；免疫球蛋白（Ig）3 项正常范围。

CTE 示阑尾、盲肠、回盲部管壁增厚毛糙伴黏膜异常强化，炎性改变可能；周围肠系膜多发饱满淋巴结。结肠镜（见图 6-1）检查可见回肠黏膜光滑，回盲瓣帽状，黏膜光滑，盲肠似短缩，多发不规则溃疡，溃疡边界清晰，周边轻度充血水肿，底覆白苔，病变间黏膜正常，阑尾开口显示不清；余结肠黏膜光滑，血管纹理清晰；直肠黏膜轻度充血，无糜烂及溃疡。盲肠黏膜活检病理（见图6-2）示隐窝炎、肉芽组织形成，表面炎性渗出物及坏死物，坏死物中可见溶组织阿米巴滋养体。

考虑诊断阿米巴肠炎，予以甲硝唑0.4g，2次/日，治疗2周，复查便镜检仍可见阿米巴包囊；继续予以替硝唑0.5g，2次/日。腹痛缓解，大便2～3次/日。

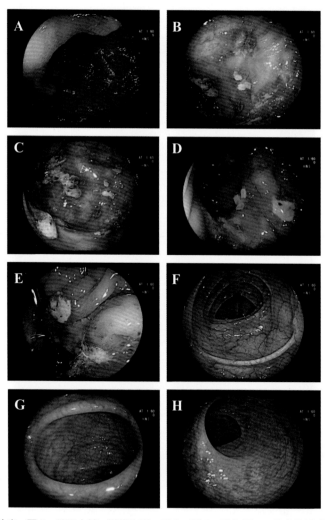

图6-1　结肠镜检查。图A：回肠末端，黏膜光滑；图B～图E：回盲部，可见多发溃疡，圆形或不规则，边界清楚，周边轻度充血水肿，底覆白苔，病变间黏膜正常；图F：横结肠，黏膜光滑；图G：乙状结肠，黏膜光滑；图H：直肠，黏膜轻度充血，无糜烂及溃疡

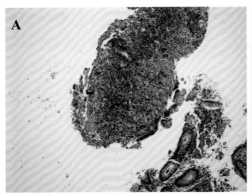 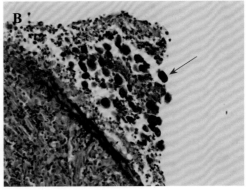

图 6-2　盲肠黏膜活检病理。图 A：盲肠黏膜显示急性及慢性炎，隐窝结构消失，表面炎性渗出物、坏死物较多（HE 染色，放大倍数 ×40）；图 B：高倍镜观察黏膜表面渗出物中可见溶组织阿米巴滋养体（红色箭头所指）（HE 染色，放大倍数 ×200）

病理科意见

　　患者盲肠黏膜活检的病理显示急性及慢性炎，其中慢性损伤不突出，隐窝结构基本规则，灶性隐窝分支，可见隐窝炎，肉芽组织形成，表面炎性渗出物及坏死物较多，渗出物中可见溶组织阿米巴滋养体。PAS 染色（＋），Masson 染色（－）。阿米巴肠炎诊断多依赖新鲜粪便标本的病原学检查，少部分患者的黏膜活检也可发现病原体。该病在临床上少见，如病理科医生对镜下所见虫体表现敏感，多不易漏诊。

后续随访

　　患者结束治疗后随访 2 个月，无腹痛、腹泻表现。复查结肠镜（见图 6-3）显示原盲肠溃疡均愈合。

总　结

　　本例患者为青年男性，以慢性腹泻、腹痛为主要表现，有明确的不洁饮食史，但病史 3 个月相对迁延，曾用抗菌药物治疗有一定效果，停药反复。辅助检查提示回盲部多发边界清楚的不规则溃疡，表面覆厚白苔；粪便检查可见红

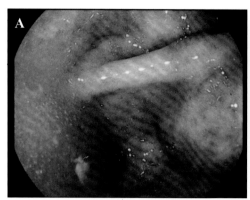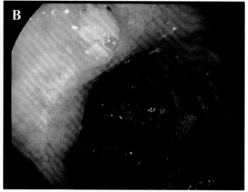

图 6-3　随访 2 个月复查结肠镜示原盲肠溃疡愈合，提示治疗效果良好。图 A：盲肠；图 B：回盲瓣

白细胞，以渗出性腹泻为主。围绕该腹泻、回盲部溃疡的患者，诊断和鉴别诊断应考虑：①感染性结肠炎；②克罗恩病；③肠结核；④肠道淋巴瘤等；⑤其他病因。上述疾病的鉴别诊断多需要综合病史、临床症状、内镜、影像、病理等多方面特点，综合辨证分析。该患者虽然病史迁延达 3 个月，超过了常见感染性肠炎的病程，但据其病史中反复进食生鲜食物，对抗菌药物治疗有效，内镜下溃疡的不典型表现和表面渗出的特点，需考虑感染性肠炎的可能，特别是可以引起迁延性腹泻的病原体，如溶组织阿米巴、贾第虫、隐孢子虫或环孢子虫等。寄生虫的排出可能呈间歇性，连续 3 次送检粪便样本进行虫卵和寄生虫检查可提高诊断率。典型的阿米巴肠炎结肠镜表现病变最常出现在盲肠（93%），其后依次为直肠（45%）、升结肠（28%）、横结肠（25%）、乙状结肠（20%）和降结肠（15%）。本病例在门诊就诊之初未按常规行 3 次便找寄生虫检查，延误了诊断时机。

　　该病例提示我们，对于慢性腹泻、病史相对较短的患者，临床的详细问诊、全面的辅助检查评估对明确诊断是至关重要的。依照最基本的临床思路开展相应的辅助检查，通常是尽早明确诊断的最佳方式。

参考文献

[1]　杨江辉，李勇，李博文，等 . 阿米巴肠炎 2 例临床病理分析并文献复习 [J]. 标记免疫分析与临床，2020，27（10）：1673-1676.

[2]　陈玉玲，樊翔，王龙飞，等 . 阿米巴性结肠炎 3 例临床病理分析并文献复

习 [J]. 临床与实验病理学杂志，2017，33（1）：90-92.

[3] Pai SA. Amebic colitis can mimic tuberculosis and inflammatory bowel disease on endoscopy and biopsy[J]. Int J Surg Pathol, 2009, 17(2): 116-121.

北京协和医院

戴依敏　李　玥

Case 7

青少年肠道溃疡病例多学科讨论

患者，女性，15 岁，学生。因"反复便血半年，加重 2 个月余"就诊。

半年前，患者出现排鲜血便，1 次/天，无伴腹痛、腹泻等，外院考虑肛裂，未予以治疗。2 个月前，患者症状加重，便血次数逐渐增加至 10 余次/天。外院肠镜插镜至横结肠，降结肠、乙状结肠、直肠见节段性、环周糜烂，表面溃疡形成。镜下诊断：克罗恩病；病理：符合溃疡性病变。

入院查体：T 36.7℃，P 99 次/分钟，R 20 次/分钟，BP 113/76mmHg；身高 166cm，体重 84.5kg，BMI 30.7kg/m^2；神清，贫血貌，结膜、指甲苍白。腹部平软，无压痛，无反跳痛。双下肢无水肿。肛周皮肤未见异常。肛门指检示直肠近肛门口触及肠壁僵硬，退之指套染血。无口腔溃疡。无肛周肿痛。无皮肤、关节、眼部等异常表现。

既往史、个人史、家族史：无殊。

辅助检查

全血细胞分析：WBC 6.63×10^9/L，N% 70.2%，淋巴细胞百分比 17.5%，Hb 80g/L，PLT 401×10^9/L；CRP 3.98mg/L；ESR 23mm/h。

肝功能：总胆红素 4.4μmol/L，丙氨酸氨基转移酶 8U/L，天门冬氨酸氨基转移酶 13U/L，碱性磷酸酶 35U/L，γ-谷氨酰基转移酶 9U/L，总胆汁酸 0.3μmol/L，总蛋白 75.6g/L，白蛋白 47.0g/L，球蛋白 28.6g/L，尿素 5.60mmol/L，肌酐 52.0μmol/L。

CMV和EBV-DNA（一），T-SPOT（一），肝炎病毒（一）；肿瘤指标（一），免疫固定电泳正常；ANA（一），ENA（一），ANCA（一），ds-DNA（一）。

粪便检查：（粪便常规＋隐血）棕色，便软，RBC 10～15/HP，镜下白细胞未查见，脓细胞未查见，吞噬细胞未查见，酵母菌未查见，虫卵未查见，油滴未查见，粪隐血试验（2＋）↑，粪转铁蛋白（＋）↑；粪便钙卫蛋白133.2μg/g；粪培养（一）；艰难梭菌抗原（一），艰难梭菌毒素（一）。

病理科意见

外院病理切片（见图7-1）本院解读：外院肠镜下（乙结肠和直肠组织活检4块）切片病理会诊慢性肠炎伴有表面坏死糜烂，浅层腺体液化坏死，深部腺体保留，呈缺血性改变。

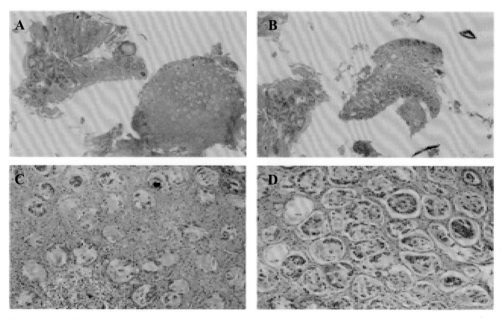

图7-1　外院病理切片整体显示为缺血性表现（HE 染色）。图 A 和图 B：×40；图 C 和图 D：×200

第一次多学科讨论意见

建议重新取标本，再次明确内镜下情况。

消化科重新取病理

内镜至回盲部，重新取标本进行病理检查（见图7-2）。结果示，回盲瓣正常，乙状结肠可见黏膜充血水肿，散在浅溃疡。直肠肛门口处可见一巨大溃疡，占肠腔4/5周，表面附有白苔，取活检3块。余肠段未见溃疡、新生物及狭窄。其余结肠黏膜基本正常。

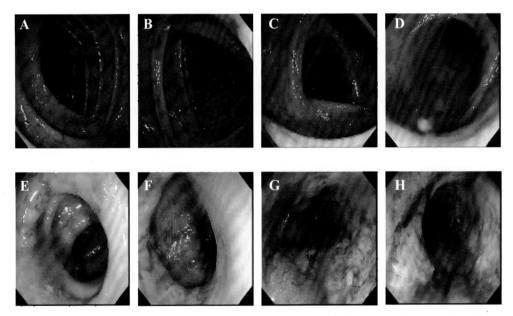

图7-2　肠镜显示直肠肛门巨大溃疡，乙状结肠水肿，其余肠段黏膜接近正常。图A：回盲部；图B：升结肠；图C：横结肠；图D：降结肠；图E和图F：乙状结肠；图G和图H：直肠

病理科读片

肠黏膜病理（见图7-3）见直肠黏膜间质炎性细胞增多，主要为淋巴细胞、浆细胞，有少量中性粒细胞。隐窝轻度不规则，灶性隐窝分支。

黏膜下层见大量黏液聚集成团，部分黏液团中散在炎性细胞。未见黏液细胞和肿瘤性上皮。同时可见坏死组织和黏液池，结合临床不能排除孤立性直肠溃疡综合征。

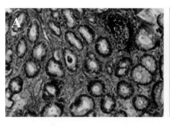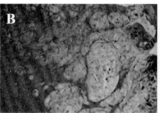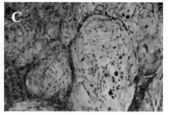

图 7-3　黏膜下层见大量黏液聚集成团（HE 染色），以图 B（×100）和图 C（×200）显著，图 A（×100）显示直肠黏膜间质炎性细胞增多

影像科意见

肠道 MRE 检查：各组小肠形态良好，小肠黏膜光整，肠壁无增厚及水肿；直肠中远段肠壁环周显著增厚，黏膜面深溃疡形成，浆膜面可见纤维化改变，直肠系膜明显渗出伴多枚肿大淋巴结影。

肛瘘 MR 增强（见图 7-4）：未见明确肛瘘，扫及直肠壁增厚、水肿明显。图 A：直肠壁显著增厚伴 T_2 信号明显增高，直肠系膜筋膜明显增厚（白色箭头），右侧盆底（红色箭头）可见肿大淋巴结；图 B：（图 A 横断位 T_2 脂肪抑制）：直肠系膜脂肪间隙模糊紊乱，直肠后壁低信号，肌层信号消失，提示病变突破肌层及浆膜层，侵犯直肠系膜；图 C（表观扩散系数图，即 ADC 图）：直肠壁信号未见降低；图 D：直肠壁显著增厚，不均匀强化（可能与该处黏液成分居多有关），直肠系膜及系膜筋膜明显增厚，伴右侧盆底淋巴结肿大。

考虑肿瘤累及。

第二次多学科讨论意见

该患者需要内镜下黏膜切除术（endoscopic mucosal resection，EMR）进行大块病理活检，同时建议与患者及其家属协商进一步行 PET-CT 检查。

后续随访及第三次多学科讨论意见

超声肠镜（见图 7-5）：直肠距肛门 8cm 处可见环形巨大溃疡，伴有肠腔相对狭窄，超声所见直肠壁分层清晰，病变处可见黏膜第二层低回声增厚，最厚处可达 11.7mm，同一部位予以持续活检 5 块。

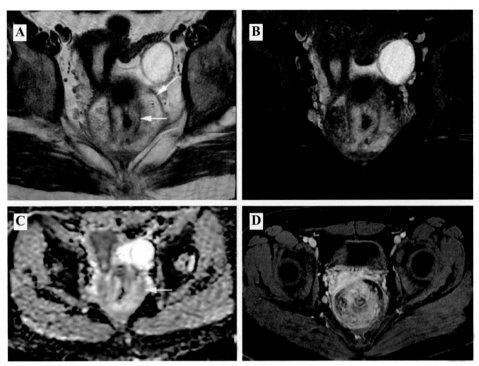

图 7-4　肛瘘 MR 增强。图 A：直肠壁、系膜、筋膜明显增厚（白色箭头），盆底（红色箭头）肿大淋巴结；图 B：直肠病变突破肌层及浆膜层，侵犯直肠系膜；图 C：直肠壁信号增高（白色箭头）；图 D：直肠壁显著增厚，不均匀强化伴右侧盆底淋巴结肿大

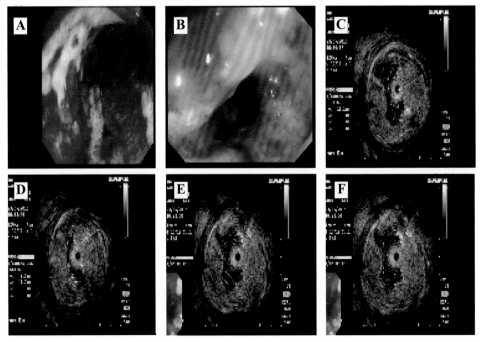

图 7-5　超声肠镜。图 A 和图 B 显示肠壁增厚伴自发性出血；图 C 至图 F：超声肠镜显示直肠壁分层清晰，病变处可见黏膜第二层低回声增厚

　　病理读片（见图7-6）：病理可见浅层直肠黏膜呈炎性改变，黏膜深层和黏膜下层见肿瘤组织浸润。黏膜深层主要为低分化腺癌，细胞富含黏液，细胞核增大、深染。黏膜下层以黏液腺癌为主，可见大量的黏液团，其间散在富含黏液的腺癌细胞团。提示直肠腺癌，侵及黏膜下层（黏膜层以低分化腺癌为主，黏膜下层主要为黏液腺癌）。

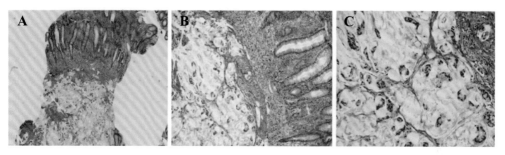

图7-6　肠黏膜病理（HE染色）示浅层直肠黏膜呈炎性改变，黏膜深层和黏膜下层见肿瘤组织浸润。图A：×40；图B：×100；图C：×200

　　核医学科读片（见图7-7）：PET-CT检查示直肠癌累及浆膜层，肠旁多发淋巴结及絮状模糊影，肿瘤累及可能性大，诊断为局部晚期直肠癌（$cT_{4a}N_+M_0$，MRF＋）。

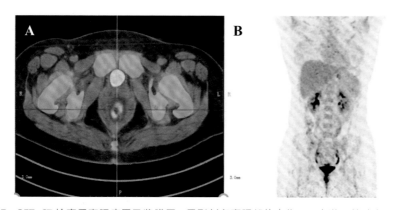

图7-7　PET-CT检查示直肠癌累及浆膜层，显影剂在直肠部位富集，肠旁淋巴结肿大。图A：横断面；图B：冠状面

　　胃肠外科、放疗科、肿瘤科及消化科多学科讨论后，建议先行术前辅助放化疗，再行手术治疗。

　　入院后对直肠病灶及盆腔淋巴引流区进行照射，1.8Gy/Fx，50.4Gy/28Fx；同时给予卡培他滨2.5g，每日2次，口服增敏。Xelox方案（奥沙利铂200mg， d1；卡培他滨 1.5g，每日 2 次，d1～14）新辅助化疗 4 个疗程，放化疗后，便血症状基本得到缓解。复查直肠增强MRI示：①直肠中下段及肛管异常增厚，直肠后壁局部欠连续，周围多发信号紊乱，放疗后局部组织坏死伴继发性改变？②盆腔少量积液，多学科讨论后仍暂不宜行手术治疗。

2018 年 10 月 31 日至 11 月 16 日行第 1 程调整方案后的转化化疗，使用贝伐珠单抗、伊立替康、奥沙利铂、环磷酰胺和 5- 氟尿嘧啶。

2018 年 12 月 20 日，全麻下行腹腔镜下直肠癌根治术（Mile's）＋腹腔镜下子宫病损切除术（子宫＋阴道切除术）：术中见肿瘤位于齿状线上，大小约为 6cm×7cm，绕肠腔一周，肿块侵犯阴道，形成直肠阴道瘘，盆腔呈放化疗后状态，肠系膜及血管根部可见数枚肿大的淋巴结，探查腹腔内余脏器未见明显异常，腹水 50mL，清亮色。术后病理：印戒细胞癌（环周浸润型，7.5cm×7cm×3cm，TRG 分级 3），侵至纤维外膜，累及阴道，脉管内见癌栓。肿瘤平面肠壁淋巴结（3/4）见癌转移。"直肠"印戒细胞癌肿瘤细胞：CEA（3 ＋），P16（＋/ －），Ki-67（80%），P53（3 ＋），MLH1（＋），PMS2（＋），MSH2（＋），MSH6（＋），HER2（0），PD-L1（－），ER（－），PR（－），CgA（－），AFP（－）。KRAS/NRAS/PIK3CA/BRAF 均为野生型。

总 结

本例患者为青少年，反复出现下消化道出血，病程中疑诊炎症性肠病、孤立性直肠溃疡综合征，最终确诊为直肠黏液腺癌。炎症性肠病、孤立性直肠溃疡综合征、动力性肠病等都属于排他性诊断，诊断时需要排除感染性疾病及肿瘤性疾病。结直肠癌在青少年中罕见，其发病率仅为 1/100 万。本例患者无肿瘤家族史，肠镜未提示FAP，因此首诊时极难将肿瘤作为初步诊断。对于诊断困难或高度疑诊肿瘤的患者，除常规的肠镜检查及组织活检外，应强调超声内镜及深挖活检的重要性。

参考文献

[1] Hur J, Otegbeye E, Joh HK, et al. Sugar-sweetened beverage intake in adulthood and adolescence and risk of early-onset colorectal cancer among women[J]. Gut, 2021, 70(12): 2330-2336.

[2] Sheth Bhutada J, Hwang A, Liu L, et al. Poor-prognosis metastatic cancers in adolescents and young adults: incidence patterns, trends, and disparities[J]. JNCI Cancer Spectr, 2021, 5(3): pkab039.

上海交通大学医学院附属仁济医院

朱明明　徐锡涛　沈　骏

Case 8

疑似直肠豁免型重症急性溃疡性结肠炎病例多学科讨论

患者，女性，53岁，因"间断腹泻伴便血1月余，加重1周"于2020年11月4日收入西京医院消化内科。

2020年10月，患者无明显诱因下出现腹泻，大便呈黄色稀糊状，每日5～7次，可见鲜血，血与大便不相混，无脓、无黏液；伴腹痛，为脐周绞痛，便前加重、便后缓解。曾就诊于当地医院，诊断为痔疮，予以对症治疗，无好转，遂就诊于我院门诊。

门诊进行实验室检查。血常规：WBC $11.7×10^9$/L，N $8.94×10^9$/L，Hb 71g/L。大便潜血、白细胞阳性。胃镜示：慢性浅表性胃炎。肛镜示：直肠炎、肛门皮赘、内痔（Ⅱ期）、肛乳头肥大。肠镜（见图8-1）示：回肠末端黏膜正常；结肠黏膜广泛充血水肿，伴糜烂及溃疡形成，溃疡形态不规则，以肝区和横结肠为主，见大片状黏膜剥脱，局部岛状黏膜残留；乙状结肠、直肠未见溃疡。病理（见图8-2）示：黏膜内浆细胞、淋巴细胞、中性粒细胞浸润，可见隐窝炎及隐窝脓肿，黏膜慢性炎急性活动伴溃疡形成，免疫组化CMV（－），EBV（＋）。肠镜检查后，患者自觉受凉后病情加重，大便每日数十次，为黄色糊状便，可见黏液及脓血。遂于2020年11月4日入我科住院治疗。

自发病来，患者精神差，体力进行性下降，睡眠差，体重减轻10kg，小便正常，BMI $19.9kg/m^2$。查体：心率101次/分钟，余生命体征平稳，贫血貌，腹平软，脐周压痛阳性，无反跳痛，余腹部查体无异常。辅助检查：白蛋白24.3g/L；离子五项：氯89.7mmol/L，钠136.1mmol/L，钙1.9mmol/L；炎症三

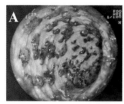 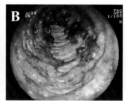 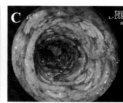 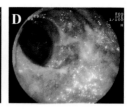

图8-1　2020年10月29日肠镜：全结肠黏膜广泛炎症，伴溃疡形成，部分黏膜大片剥脱，黏膜岛残留。
图A：肝曲；图B：横结肠；图C：降结肠；图D：直肠

项：IL-6 114.5pg/mL，hsCRP 127mg/L，降钙素原0.349ng/mL；肠道黏膜活检细菌培养：大肠埃希菌、奇异变形杆菌阳性；菌群分布轻度失调；甲状腺功能：T_4 52.5nmol/L，fT_4 8.7pmol/L，T_3 0.9pmol/L，fT_3 1.9pmol/L，TSH正常；大便培养（多次）、T-SPOT、自身抗体系列、免疫五项、艰难梭菌毒素检测、病毒系列、G试验、GM试验均无明显异常。肠道双源CT（见图8-3）示：①全结肠肠壁增厚，肠腔狭窄，黏膜强化，周围直小血管增多，多系炎性改变；②肠系膜血管未见异常；③肝胆胰脾及双肾未见异常。诊断考虑"①结肠多发溃疡：感染性肠炎？溃疡性结肠炎合并感染？②贫血（中度）；③低蛋白血症"。治疗卜根据药敏结果予以头孢哌酮钠舒巴坦钠抗感染、输血、补充白蛋白、营养补液支持等治疗，患者一般情况好转，腹泻、便血症状无改善。

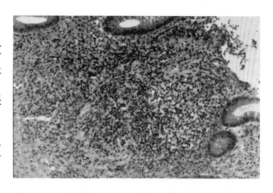

图8-2　肠黏膜病理：黏膜内浆细胞、淋巴细胞、中性粒细胞浸润（HE染色，×40）

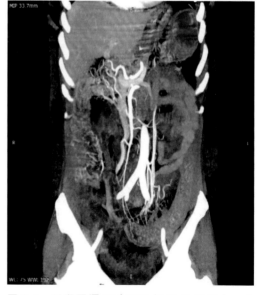

图8-3　肠道双源CT（2020年11月13日）：全结肠肠壁增厚，肠腔狭窄，黏膜强化，周围直小血管增多

2020 年 11 月 17 日，复查肠镜（见图 8-4）示：直乙状结肠黏膜广泛充血水肿，伴多发片状黏膜糜烂。肠道病变较前明显加重，且肠镜更加符合溃疡性结肠炎表现，诊断修正为"①溃疡性结肠炎（慢性复发型 广泛结肠 重度 活动期）；②肠道感染不除外；③贫血（中度）；④低蛋白血症"。根据国内外共识及指南，治疗上予以注射用甲泼尼龙琥珀酸钠 60mg＋丙种球蛋白诱导缓解治疗 5 天，患者症状无缓解，遂考虑转换生物制剂。根据我国生物制剂批准情况和患者意愿，于 2020 年 11 月 17 日予以维得利珠单抗 300mg 治疗；用药次日，患者大便较前明显减少，2～3 次/日，黄色糊状，无脓血，改口服泼尼松45mg，对症治疗后出院，出院后嘱口服激素逐渐减量。出院后第 6 天，患者再次发作腹泻，每日大便十余次，黄色稀糊状或稀水样，无肉眼脓血，伴乏力，无法站立。当地医院实验室检查示：白蛋白 18g/L，钾离子 1.96mmol/L。遂再次入我院就诊。

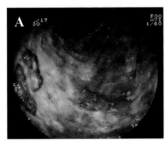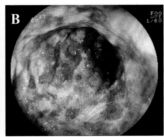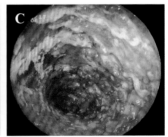

图 8-4　2020 年 11 月 17 日肠镜：直乙状结肠广泛炎症，伴多发片状糜烂。图 A：降结肠；图 B：乙状结肠；图 C：直肠

2020 年 12 月 3 日，以"溃疡性结肠炎"收入我科。入院查体：T 36.1℃，P 98 次/分钟，R 18 次/分钟，BP 118/75mmHg，营养不良，轮椅推入，贫血貌，神志清楚，睑结膜苍白，腹平软，脐周压痛阳性，无反跳痛，无肌紧张，肠鸣音活跃。血常规：WBC 4.35×10⁹/L，N% 85.7%，Hb 77g/L；白蛋白 21g/L；钾 2.85mmol/L，钠 132.7mmol/L，氯 95.4mmol/L；肠道菌群总数明显减少，菌群分布Ⅲ度失调，以 G⁻杆菌为主；大便潜血、转铁蛋白阳性；大便培养、艰难梭菌检测、术前感染、病毒系列未见明显异常。2020 年 12 月 4 日复查肠镜（见图 8-5）示：降结肠以下广泛黏膜充血水肿，伴糜烂及多发溃疡，较上次有所好转，部分病变有增生、愈合趋势。遂于 2020 年 12 月 5 日第二次予以维得利珠单抗 300mg 治疗，治疗后症状无改善，患者间断便血，每日大便 20 次左右，黄色糊状，其中有 2～5 次为暗红色血便。

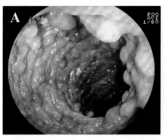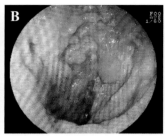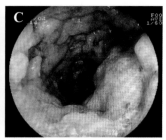

图 8-5　2020 年 12 月 04 日肠镜：降结肠以下广泛黏膜充血、水肿，伴糜烂及多发溃疡。图 A：降结肠；图 B：乙状结肠；图 C：直肠

病理科意见

2020 年 10 月，患者肠镜结肠多段活检，病变较轻处镜下见黏膜结构尚完整，有浆细胞、淋巴细胞、中性粒细胞浸润，并且可以见到隐窝炎及隐窝脓肿，提示肠道活动性炎症，病变较重处黏膜结构破坏严重，大量炎症细胞浸润，也有隐窝脓肿，整体上呈现损害程度不均匀，分布不均匀，急慢性炎症并存，可考虑溃疡性结肠炎，但形态上需要排除感染、药物等因素。免疫组化 CMV（－），EBV（＋），提示存在 EBV 感染。

影像科意见

腹部增强CT显示病变主要位于结肠，范围比较广泛，升结肠、降结肠等均有累及，肠壁广泛增厚，局部增厚不均匀，周围血管明显增多，类似梳征表现，局部肠管周围还有渗出改变及略增大的淋巴结。这些都提示结肠的急性炎症表现，具体是感染性肠炎还是溃疡性结肠炎，需要结合临床进一步判断。

外科意见

根据炎症性肠病外科治疗专家共识，强烈推荐手术的患者有以下 4 类：药物治疗无效的急性重症溃疡性结肠炎患者；内科治疗效果不佳的慢性复发型溃疡性结肠炎患者；长病程溃疡性结肠炎合并结肠狭窄者；溃疡性结肠炎癌变、内镜切除不满意和不适宜内镜切除的上皮内瘤变者。建议手术的有：高龄溃疡性结肠炎患者（如果药物疗效不佳）。绝对手术指征：溃疡性结肠炎合并消化道大出血、穿孔以及无全身转移的癌变患者。

目前，该患者需要进行手术，主要依据有 3 点：①诊断明确：重度慢性复发型溃疡性结肠炎，内科一线、二线治疗效果不佳，临床症状无改善；②全身营养状况差，存在低白蛋白血症，合并消化道出血，失血性贫血，凝血功能异常等；③激素使用时间短，目前逐渐减量为口服泼尼松龙 35mg/d。手术方式选择上，首选全结直肠切除、回肠储袋肛管吻合术（ileal pouch-anal anastomosis，IPAA）。该患者为重症溃疡性结肠炎患者，目前激素使用量大于 25mg/d，营养状况差，腹泻次数较多，肛门括约肌功能差，精神状态欠佳等，适合采用三期手术。手术时机方面，使用激素并不是手术的绝对禁忌证，但患者目前一般情况较差，并没有出现生命体征不平稳或者肠道大出血、肠瘘的情况，无急诊手术指征，可以营养对症支持治疗，待一般情况改善、病情平稳、激素减量后再进行手术。

药剂科意见

应激状态下，人体应激产生的激素量可增加 3～5 倍，甚至 10 倍，人体每日分泌糖皮质激素约 20～30mg，所以患者所使用的 35mg 泼尼松并不会对手术造成明显的副作用，可以考虑停用激素行急诊手术。

治 疗

患者无急诊手术指征，考虑患者口服激素剂量（35mg）仍较大，拟激素减停 2 周后再行手术治疗。因此，采取每日减量 5mg 的快速减量方案，同时加强围手术期的营养支持治疗，创造最优手术时机。但在治疗过程中，患者大便次数仍然较多，电解质及蛋白丢失严重，处于高消耗状态；而随着补液量的增加，患者大便次数也呈上升趋势；同样地，白蛋白的补充也呈现此规律，即补充越多，丢失越多；凝血功能也出现明显异常，凝血酶原活动度从入院时的 75.4% 降到 46%，APTT 也明显延长，同时患者伴有四肢及肛周皮肤出血点，压之不褪色。进一步加强营养支持，同时补充脂溶性维生素、输血浆、冷沉淀改善凝血功能。

　　2020 年 12 月 12 日，激素减停后第 2 天，患者出现持续便血，暗红色血便，可见血凝块，便血约 1 小时 1 次，每次量约 10～50mL，同时伴有心率、血压不稳定，予以输血、补液、止血等对症处理后，患者生命体征平稳。2020 年 12 月 31 日，患者进行手术治疗，因患者一般状况差，为尽量缩短手术时间，选择开腹行全结肠切除＋回肠造瘘术。术中（见图 8-6）见：广泛结肠肠壁充血水肿明显，多处肠壁变薄，近乎穿孔。手术顺利，术后患者生命体征平稳，转病房继续治疗。手术大体标本病理示：黏膜慢性炎急性活动伴溃疡形成，多发假性息肉形成，形态符合溃疡性结肠炎，肠系膜淋巴结呈反应性增生。术后第 1 周，患者出现多浆膜腔积液，在减少液体入量、鼓励经口进食后，病情改善；术后第 2 周，因大量口服液体，患者出现腹泻，每日大便量约 1000mL，嘱患者减少口服液体入量，鼓励进食干性高蛋白、高脂食物，静脉补充晶体后症状好转。同时，术后 2 周出现皮肤造口分离（见图 8-7）。肠造口治疗师会诊后考虑两方面因素：一方面，营养不良；另一方面，与术前口服激素有关。嘱加强造口护理，加强营养支持治疗后，患者造口恢复良好。同时，在理疗科和医护、家属的共同配合下，患者进行术后康复，待一般情况好转、病情稳定后出院。

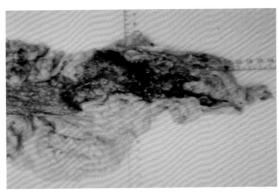 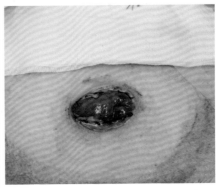

图 8-6　手术病理：广泛结肠肠壁充血、水肿，多处肠壁变薄，近乎穿孔

图 8-7　腹部回肠造口外观：患者术后 2 周皮肤造口分离

后续随访

　　2021 年 3 月，电话随访，患者在当地医院复查血常规示 Hb 129g/L，CRP 23.4mg/L，白蛋白 42g/L，肝肾功能、离子均正常，患者在家人搀扶下可行走，术后恢复情况良好。

总 结

该患者为中年女性，以腹泻便血为首发症状，病情发展较快。2020 年 11 月，我院肠镜检查示肠道黏膜大片剥脱，活检免疫组化及黏膜培养提示有病毒、细菌感染，大便培养（多次）、T-SPOT、自身抗体系列、免疫五项、艰难梭菌毒素检测、G 试验、GM 试验均无明显异常。支持溃疡性结肠炎诊断的证据有：腹泻伴黏液脓血便，镜下病变是连续且累及全结肠的；不支持点：病程相对较短，镜下表现黏膜缺失严重。这种大片状的黏膜缺失，即使在中度溃疡性结肠炎患者中也很少见。溃疡性结肠炎为排他性诊断，需排除其他疾病才可诊断。其次，本例患者支持感染性肠炎的特征有：血常规提示感染血象、大便常规见较多白细胞，活检免疫组化及黏膜培养提示有病毒、细菌感染，但患者无明确不洁饮食史。目前，诊断主要考虑溃疡性结肠炎合并感染待排。

治疗方面，根据黏膜培养药敏结果，我们选用头孢哌酮钠舒巴坦钠抗感染治疗，同时输血补充白蛋白、营养补液等对症支持治疗。用药后，患者一般状况改善，大便情况无改善，再次复查肠镜，镜下可见直乙状结肠黏膜广泛充血水肿，伴多发片状黏膜糜烂，较前明显加重。因此，明确诊断为溃疡性结肠炎，治疗上予以注射用甲泼尼龙琥珀酸钠 60mg 静注，辅以丙种球蛋白治疗，用药 5 天，患者治疗效果不佳，转换生物制剂维得利珠单抗治疗；用药次日，患者腹泻症状明显改善，但很快再次腹泻发作。复查肠镜，虽然降结肠以下仍有广泛黏膜充血水肿，伴糜烂及多发溃疡，但较前有好转，因此第二次予以维得利珠单抗治疗，但此次治疗后，症状无改善，且腹泻达 20 余次，伴便血。经多学科讨论，快速减停激素 2 周后行开腹全结肠切除＋回肠造瘘术，术后加强营养支持、造瘘口护理及术后康复，患者恢复良好出院。

对急性溃疡性结肠炎与重度肠道感染的鉴别，既困难又重要。首先，两者既可有相同的临床表现、辅助检查结果及发病诱因，又可同时存在。从溃疡性结肠炎的发病机制来看，两者可互为发病诱因，临床中极易混淆。为什么要进行鉴别诊断呢？因为两者的治疗方式存在矛盾，首先溃疡性结肠炎需要激素或生物制剂治疗，但这两种治疗会降低患者免疫力、加重感染。同时，两者的治疗周期不同，溃疡性结肠炎属于慢性病，大部分需要终身用药，而大部分肠道感染经有效治疗是可以治愈的；如果同时使用抗感染和免疫调节治疗，症状出现好转，那么前期的治疗将会干扰病因的判断，同时也会影响后续药物治疗的选择。因此，如遇鉴别诊断困难，我们通常先按可治愈的疾病治疗，如感染性肠炎；若效果不佳，再按溃疡性结肠炎进行治疗，内科治疗无效时，及时进行外科手术治疗。

参考文献

[1] 中华医学会消化病学分会炎症性肠病学组.炎症性肠病诊断与治疗的共识意见（2018 年，北京）[J].中华消化杂志，2018，38（5）：292-311.

[2] 中国炎症性肠病诊疗质控评估中心，中华医学会消化病学分会炎症性肠病学组.生物制剂治疗炎症性肠病专家建议意见[J].中华炎性肠病杂志，2021，5（3）：193-206.

[3] 中华医学会消化病学分会炎症性肠病学组.炎症性肠病外科治疗专家共识[J].中华炎性肠病杂志，2020，4（3）：180-199.

空军军医大学附属西京医院消化内科

张玉洁　李小飞　陈　玲　赵宏亮

李世森　李增山　梁　洁

Case 9

奥美沙坦相关肠病病例多学科讨论

患者，女性，56岁，因"腹泻1年，下肢水肿9个月，再发1个月"于2019年11月5日入院。

▶ **现病史**

患者至古巴出差回国后出现腹泻，黄色水样便，每日6～8次，偶见油滴及未消化食物，伴脐周轻微钝痛，排便后缓解，并逐渐出现双下肢对称可凹性水肿。血、尿、粪便常规均正常；粪便镜检可见脂肪滴，苏丹Ⅲ染色阳性，多次粪便病原学检测均为阴性；血生化ALB 23g/L，ALT 173U/L，AST 161U/L，ALP 168U/L，GGT 186U/L，LDH 575U/L，胆红素正常，肾功能正常；嗜肝病毒检测均为阴性；hsCRP及ESR均正常；凝血时间延长，但即刻及2小时正浆试验均可纠正，纤维蛋白原明显减低；抗核抗体均质型（＋）1∶320，抗胰腺腺泡细胞抗体-IgA（＋）1∶20，其他自身抗体及乳糜泻相关抗体谱阴性；血清肿瘤标志物：CA19-9 876.6U/mL，CEA 11.11ng/mL；D-木糖吸收试验：0.4g/5h（正常＞1.2g/5h）。

▶ **影像学检查**

腹盆增强CT＋小肠重建：末段回肠、升结肠近段肠壁水肿；肝脏体积减小，符合肝硬化改变，门脉期强化欠均匀；肝门区、肠系膜根部、腹膜后多发肿大淋巴结，腹盆腔积液；胰腺萎缩。PET-CT见肠系膜上及腹膜后多发代谢增高淋巴结，部分饱满（0.6～1.7cm，SUV_{max} 2.5）。胃结肠镜未见明显异常。考虑不能除外恶性肿瘤，肝硬化原因不明。

▶ **既往诊疗经历**

2019 年 6 月，腹腔镜淋巴结活检＋肝活检病理示：肠系膜根部淋巴结反应性增生；肝组织亚大块坏死后肝细胞结节状再生，伴细胆管增生。未见明确现症感染及肿瘤证据。病程中曾进无麸质饮食，但无明显效果；予以止泻、补充消化酶、调节肠道菌群、利福昔明抗菌、保肝等治疗，腹泻及肝功能稍有改善，但病情反复。考虑不除外与自身免疫激活相关。

2019 年 8 月起，予以泼尼松 0.8mg/（kg·d）口服，患者腹泻症状缓解，体重增加 8kg，肝功能逐步恢复至正常水平，但疗效难以维持，泼尼松减量过程中病情反复。病程中，患者食欲稍差，进食量正常，体重下降 15kg。

▶ **既往史**

1 型糖尿病病史 27 年，长期胰岛素控制可；高血压病史 7 年，长期服用奥美沙坦控制可；起病前 1 个月，体检时肝功能正常。

▶ **入院查体**

生命体征平稳，BMI 15.0kg/m^2，浅表淋巴结未触及，腹部稍膨隆、软，无压痛、反跳痛及肌紧张；移动性浊音（＋），肠鸣音 3 次/分；双膝以下对称可凹性水肿。

入院后复查血生化：ALB 23g/L，ALT 27U/L，GGT 38U/L，ALP 84U/L，LD 167U/L；小肠重建CT见空肠末段、回肠、末段回肠、升结肠近段肠壁增厚及分层强化较前明显。经口小肠镜见小肠绒毛略显低平，局部颗粒感（见图 9-1）。活检病理可见空肠黏膜固有层慢性炎症细胞增多，小肠绒毛轻-中度钝缩，隐窝增生，局灶隐窝结构不规则，杯状细胞减少（见图 9-2）。

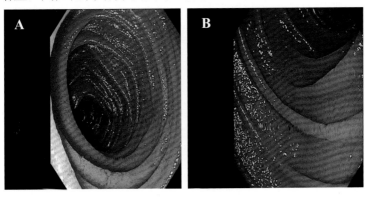

图 9-1　经口小肠镜检查。图 A：小肠黏膜光滑，无糜烂、溃疡，环形皱襞规整，小肠绒毛略显低平；图 B：空肠近端小肠绒毛低平，局部颗粒感，黏膜皱襞轻度水肿

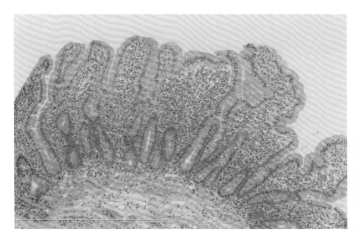

图 9-2　空肠活检病理（HE 染色，×100），显微镜下见小肠绒毛钝缩，隐窝增生，杯状细胞及潘氏细胞显著减少，固有层慢性炎症细胞增多，未见上皮内淋巴细胞增多

▶ 入院治疗

考虑自身免疫性肠病可能性大，再次将泼尼松加量至 0.8mg/（kg·d），同时加用西罗莫司（维持血药浓度 5.4～7.7ng/mL），患者症状再次缓解，但泼尼松减量过程中腹泻再发。仔细复查病史，患者病程中腹泻严重时会因血压减低而自行停用奥美沙坦，待腹泻缓解后恢复服用。腹泻的加重与服用奥美沙坦存在一定的时间关联，考虑不除外奥美沙坦相关肠病。遂将降压药更换为硝苯地平，停用西罗莫司，逐渐减停泼尼松，患者腹泻缓解。

内分泌科意见

患者有长期 1 型糖尿病病史，新出现消化系统异常表现，需明确糖尿病与腹泻的相关性。患者糖尿病分型为 1A 型较为明确，结合年龄因素，胰腺萎缩可以用 1 型糖尿病解释。但 1 型糖尿病患者通常不会有明显的胰腺外分泌功能受损表现，脂肪泻非常罕见。有研究表明，对 1 型糖尿病合并脂肪泻的患者补充胰酶并不能改善肠道症状，提示其脂肪泻并非由胰酶缺乏所致，而可能与其他因素相关。糖尿病自主神经病变通常表现为腹泻、便秘交替，同时有泌尿系统、心血管系统、皮肤等受累，与本患者表现不符。因此，其腹泻难以用 1 型糖尿病解释。但是，1 型糖尿病患者可能有更大概率合并其他自身免疫相关疾病，比如 5%～7% 的 1 型糖尿病患者存在乳糜泻相关抗体（抗 tTG2 抗体 IgA）

阳性。本患者去麸质饮食不能改善腹泻，肠道病理亦不支持乳糜泻，无法通过
1 型糖尿病合并乳糜泻来解释腹泻的病因，但不能除外其他自身免疫相关疾病。

风湿免疫科意见

从临床表现方面来看，患者消化系统病变不符合系统性结缔组织病胃肠道
受累的典型表现，也未见其他常见系统受累证据；患者补体轻度减低可以用肝
脏合成功能异常解释，虽抗核抗体均质型阳性，但其滴度仅为 1 :（160～320），
且缺乏具有系统性结缔组织病诊断意义的自身抗体。因此，患者系统受累表现
不典型，缺乏特异性自身抗体，尚不能诊断系统性结缔组织病，但不能除外感
染、药物或其他因素诱发自身免疫反应、激活网状内皮系统而造成后续免疫损
伤。临床上没有现症感染和肿瘤的证据，如临床症状恶化，在除外禁忌证的前
提下，自身免疫性肠病可考虑免疫抑制治疗，但用药过程中需密切监测病情变
化并进行调整。在未明确药物相关病因前，使用糖皮质激素及免疫抑制剂后，
患者症状有一定改善；在去除病因后逐渐停用，最终获得病情的持续缓解。

病理科意见

患者肝活检提示为亚大块坏死后肝细胞结节状再生，伴细胆管增生。肝脏
大块坏死的常见原因包括：①药物性肝损伤；②病毒性肝炎；③自身免疫性肝
炎；④肝豆状核变性；⑤其他系统疾病引起的肝脏受累。患者汇管区间质和肝
实质内均无炎症细胞浸润，无胆管炎和慢性肝炎的表现，结合临床也没有明确
的病毒感染证据。经糖皮质激素治疗后，患者肝功能一度有所好转，故免疫因
素可能在肝脏病变中发挥重要的作用，但尚无法确定造成肝损伤的具体病因。
另外，患者肝脏病理改变不符合典型肝硬化表现，肝细胞处于恢复再生阶段，
如能明确病因并去除病因，则肝脏病变有望再生逆转；但若再生不良，最终可
能进展为不可逆的肝硬化。

肠道黏膜活检的病理表现不具有特异性：①小肠绒毛几乎完全钝缩，伴隐
窝增生、杯状细胞消失和黏蛋白表达减少，潘氏细胞几乎全部消失，未见上皮
内淋巴细胞浸润；②结肠黏膜活检病理未见明显异常，上皮细胞未见淋巴细胞

的浸润，不支持乳糜泻肠道病理改变。上述表现常见于热带口炎性腹泻、小肠细菌过度生长、自身免疫性肠病等。热带口炎性肠炎的病理表现更接近乳糜泻，一般表现为绒毛部分钝缩，不会出现杯状细胞、潘氏细胞显著减少，因此与该患者不符。而自身免疫性肠病患者可仅有抗核抗体阳性。奥美沙坦相关肠病的发病机制尚不明确，可能有以细胞免疫为主的自身免疫机制参与致病，而血清自身抗体一般为阴性，小肠黏膜病理表现与自身免疫性肠病相似。

综上，患者的肠道和肝脏病变可以用奥美沙坦相关肠病解释。

后续随访

患者停用奥美沙坦 2 周后，腹泻缓解，每日 1 次黄色成形便，泼尼松规律减停，肝功能恢复正常；3 个月后，患者体重增加 13kg；停药后 1 年，患者未再出现腹泻。患者出院后完善基因检测，HLA-DQ2（＋）。

总　结

该患者以腹泻起病，病程中消耗症状重，粪便常规正常，而苏丹Ⅲ染色（＋），D-木糖吸收减少，小肠绒毛萎缩，符合吸收不良所致的脂肪泻。多次筛查均未见明确的肠道感染证据；曾有血清肿瘤标志物明显升高，影像学可见腹腔及腹膜后多发淋巴结增大伴代谢增强，但多部位活检未见实体肿瘤及淋巴瘤证据，病程中仅有抗核抗体低滴度阳性。小肠黏膜活检病理符合自身免疫性肠病表现，但不具有特异性。病程中伴随以肝脏合成功能受损为主的肝功能异常，且与腹泻严重程度相平行。肝脏活检病理倾向于肝脏坏死后修复的表现，这最多见于严重的药物性肝损伤，但患者无明确肝损伤药物使用史；也可见于自身免疫性肝炎等其他疾病。结合患者病史及糖皮质激素用药反应，考虑腹泻及肝功能受损不能除外由炎症激活所致。

2012 年，美国梅奥诊所首次报道了一系列长期服用奥美沙坦后出现严重慢性腹泻、肠道吸收不良和体重下降的病例，称为奥美沙坦相关肠病。这种疾病可能主要为细胞免疫介导的组织损伤，也有血管紧张素Ⅱ受体及遗传易感性（HLA-DQ2/DQ8 阳性）发挥非免疫性致病作用。组织病理学表现不特异，与自身免疫性肠病、乳糜泻相似，多为小肠绒毛萎缩和黏膜炎症。经糖皮质激素、免疫抑制剂治疗后，95%患者的症状部分改善。但若考虑奥美沙坦相关肠病的诊断并停用奥美沙坦，则在所有患者均可观察到临床反应，也有部分患者需加用糖皮质激素方可完全缓解。

　　患者有多年奥美沙坦用药史，腹泻症状、小肠活检病理表现符合自身免疫性肠病特征，且有 1 型糖尿病病史，同时 HLA-DQ2（＋），可能存在自身免疫性疾病遗传易感性。糖皮质激素治疗有效，但疗效难以维持；患者腹泻的缓解和加重与服用奥美沙坦有明确的因果关系，停用奥美沙坦后，腹泻获得持续缓解，诊断考虑为奥美沙坦相关肠病。

参考文献

[1]　Rubio-Tapia A, Herman ML, Ludvigsson JF, et al. Severe spruelike enteropathy associated with olmesartan[J]. Mayo Clinic Proceedings, 2012, 87(8): 732-738.

[2]　Ianiro G, Bibbò S, Montalto M, et al. Systematic review: sprue-like enteropathy associated with olmesartan[J]. Aliment Pharmacol Ther, 2014, 40(1): 16-23.

[3]　Kamal A, Fain C, Park A, et al. Angiotensin Ⅱ receptor blockers and gastrointestinal adverse events of resembling sprue-like enteropathy: a systematic review[J]. Gastroenterology Report, 2019, 7(3): 162-167.

北京协和医院消化内科

王　强　李　玥

Case 10

激素依赖型溃疡性结肠炎伴外周血嗜酸性粒细胞增高病例多学科讨论

病史汇报

患者，女性，41岁，因"间断腹泻1年余，加重伴便血20余天"于我院消化科住院诊治。

现病史：入院前1年余，患者无明显诱因下开始出现腹泻，约3～4次/天，无里急后重感，无腹痛、便血，反复发作。多次就诊于中医科，予以中药治疗（具体不详），腹泻症状可缓解。入院前20余天，患者食用海产品后再次出现腹泻，约5～6次/天，稀水便，伴便血，脐周疼痛，排便后腹痛可缓解，自服中药治疗（具体不详）2天，症状无缓解。就诊于外院，予以马来酸曲美布汀、固本益肠片、左氧氟沙星等治疗，腹泻症状加重，次数增加至6～7次/天，伴里急后重感。就诊于我院，查血常规示WBC 17.25×10^9/L，Hb 111g/L，PLT 438×10^9/L，N% 68.8%，EOS% 14.3%。遂收入院。

既往史：体健。

查体：T 36.5℃，P 85次/分钟，R 12次/分钟，BP 119/68mmHg；神清语利，自主体位，全身浅表淋巴结无肿大。心肺（-）；腹软，平坦，脐周及下腹部轻压痛，无反跳痛及肌卫，肝脾肋下未触及，未及腹部包块，移动性浊音（-）；双下肢无水肿。

肠镜（见图10-1）：所见结直肠黏膜粗糙，水肿，散在小片状糜烂，覆白苔，血管模糊。NBI：局部深染，腺管开口欠规整。病理（见图10-2）：（结肠60cm，20cm）黏膜慢性炎症伴急性炎反应，隐窝结构改变，可见隐窝炎和隐窝脓肿，部分腺体轻度非典型增生，间质内散在稍多嗜酸性粒细胞浸润，结合病史及肠镜所见，考虑溃疡性结肠炎。请结合临床。

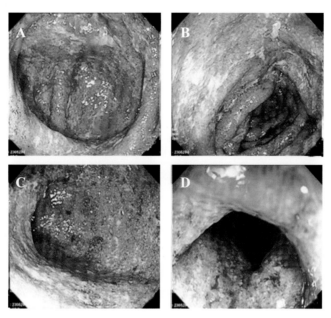

图 10-1　入院后肠镜检查，全结直肠黏膜粗糙，水肿，散在小片状糜烂，覆白苔，血管模糊

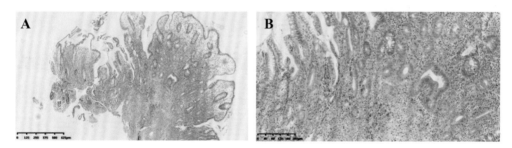

图 10-2　第一次肠镜病理检查：黏膜隐窝结构改变，可见隐窝炎和隐窝脓肿，部分腺体轻度非典型增生，间质内散在稍多嗜酸性粒细胞浸润。图 A：HE 染色，×40；图 B：HE 染色，×100

入院诊断

腹泻原因待查。

溃疡性结肠炎？嗜酸性粒细胞性肠炎？

诊治经过

入院后完善检查。

血常规：Hb 114g/L，PLT 371×10^9/L，WBC 15.29×10^9/L；N% 57.9%；EOS%

23.3%，EOS绝对值 3.57×10^9/L；便常规＋潜血：褐色，软便，镜检（一），未见寄生虫卵；潜血（＋）；大便培养（一）；粪钙卫蛋白＞1000μg/g；凝血功能（一）；CRP 1.06mg/dL；ESR 30mm/h；风湿抗体：ANA 1∶100 斑点型；ANCA（一）；抗心磷脂抗体（一）；免疫全项（包括IgG_4）：IgE 212U/mL（0～165U/mL）；肿瘤全项（一），结核抗体（一），游离甲功（一）；CMV IgM抗体（一）；抗EBV早期抗原IgM抗体（一），抗EBV衣壳抗原IgM抗体（一）；过敏原检测（一）。

全腹强化CT：直肠及全结肠壁厚、肿胀，系膜侧多发淋巴结，部分饱满，阑尾略粗，肠间脂肪间隙密度稍高。

胸CT：未见异常。

胃镜：慢性胃炎。病理：（食管）黏膜鳞状上皮增生；（胃角、胃窦）轻度黏膜慢性炎症；（十二指肠降段）黏膜慢性炎症。

第一次多学科讨论

▶ 消化科意见

该患者为中青年女性，病史1年，以腹痛、便血为主要症状，既往体健，否认过敏史，肠镜显示病变为全结直肠弥漫性病变，病理提示黏膜慢性炎症伴急性炎反应，隐窝结构改变，可见隐窝炎及隐窝脓肿；血嗜酸性粒细胞增多，最高达 3.57×10^9/L。鉴别诊断要考虑以下几个方面。

（1）溃疡性结肠炎：从患者临床表现、实验室检查、影像学检查、内镜和组织病理学表现综合分析，首先考虑溃疡性结肠炎，但溃疡性结肠炎诊断缺乏金标准，需排除感染性和其他非感染性结肠炎。

（2）患者血嗜酸性粒细胞明显增多，要警惕嗜酸性粒细胞性胃肠炎（eosinophilic gastrointestinal diseases，EGID）。嗜酸性粒细胞性胃肠炎是一组以嗜酸性粒细胞选择性异常浸润胃肠道各部分为特征的慢性炎症性疾病，通常累及胃和近端空肠，可表现为自发性发作和缓解相交替。按嗜酸性粒细胞浸润组织的深度，其可分为肌层型、黏膜型和浆膜型。黏膜型多为慢性持续性病程，内镜下表现为胃肠黏膜充血水肿、糜烂，可出现恶心、呕吐、腹痛、腹泻，排便多为稀便、水样便或血便，需与溃疡性结肠炎相鉴别。嗜酸性粒细胞性胃肠炎无统一的诊断标准，常用Talley标准：①存在胃肠道症状；②活检病理显示从食管到结肠的胃肠道有 1 个或 1 个以上部位的嗜酸性粒细胞浸润，或有放射学结肠异常伴周围嗜酸性粒细胞增多；③排除引起胃肠道嗜酸性粒细胞异常增多的其他疾病，包括寄生虫感染、药物源性、血管炎、结缔组织病、炎症性肠病、乳糜泻、淋巴瘤、白血病和肥大细胞增多症等。

▶ **病理科意见**

患者肠镜活检病理发现肠黏膜呈现慢性损伤证据：隐窝结构改变及慢性炎背景，可见隐窝炎及隐窝脓肿，部分腺体轻度非典型增生，虽然可见散在的嗜酸性粒细胞浸润，但嗜酸性粒细胞的量偏少、不成片、不成簇，更为关键的是黏膜肌及黏膜下层未见嗜酸性粒细胞浸润。因此，目前首先考虑溃疡性结肠炎可能性大，建议结合临床相关检查追踪肠黏膜内稍多嗜酸性粒细胞浸润成因。必要时，建议复查肠镜，再次取活检。

▶ **影像科意见**

全腹CT平扫（见图 10-3）：直肠及全结肠壁厚、肿胀，系膜侧多发淋巴结，部分饱满，肠间脂肪间隙密度稍高，系膜血管增多，考虑溃疡性结肠炎改变。

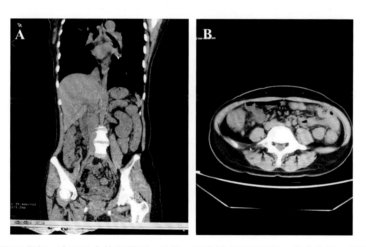

图 10-3　腹部 CT 平扫：直肠及全结肠壁厚、肿胀，系膜侧多发淋巴结，部分饱满，肠间脂肪间隙密度稍高，系膜血管增多

后续诊疗

入院后，予以美沙拉秦治疗，患者症状无缓解；结合患者血嗜酸性粒细胞增多，起始予以泼尼松 1mg/kg 治疗。半个月后，复查血常规：WBC

13.17×10^9/L（↑），Hb 88g/L，PLT 325×10^9/L，N% 52%，EOS% 2.0%。大便次数减少，1~2 次/天，无便血。患者出院。

出院 2 个月余，当泼尼松规律减量至 20mg 后，患者再次出现腹泻、便血，故第二次入院。入院后完善相关检查。血常规：WBC 17.81×10^9/L，Hb 103g/L，PLT 454×10^9/L，EOS% 14.7%；CRP 3.34mg/dL，ESR 42mm/h，过敏原检测（－）。便常规：潜血试验（3＋），粪钙卫蛋白 302.0μg/g。血 CMV DNA（－），EBV DNA（－）。腹部 CT：直肠及全结肠壁较前略厚，系膜侧血管增多，多发淋巴结，部分饱满，肠间脂肪间隙密度稍高，不除外炎症性肠病。

第二次肠镜：无气细镜进镜 15cm，所见肠黏膜水肿、充血、糜烂，血管网消失。病理：黏膜慢性炎症伴急性炎反应及伴糜烂，腺体隐窝结构改变，局部腺体中度非典型增生，间质淋巴组织增生，符合溃疡性结肠炎。

由于泼尼松减量后，患者不仅症状反复，而且血嗜酸性粒细胞再次增多，因此需排除嗜酸性粒细胞增多症，建议骨穿刺，但患者拒绝。治疗上，首先要求患者经验性消除饮食，即经验性避免接触最常见的六大类食物过敏原（牛奶、大豆、鸡蛋、小麦、花生/坚果以及贝类/鱼）；其次，将泼尼松更换为甲泼尼龙治疗，初始剂量为 40mg/d；10 天后，患者血 EOS% 降至 2.0%，大便次数减少（1~2 次/天），便血消失。

调整治疗 20 天后，第三次复查肠镜（见图 10-4）：经回盲瓣进入回肠末段，所见黏膜绒毛存；距肛门 60~80cm 处，肠黏膜血管网模糊，黏膜尚光滑；距肛门 60cm 以远端，黏膜颗粒感明显，血管网消失，黏膜水肿、充血。病理（见图 10-5）：黏膜慢性炎症伴急性炎反应，隐窝结构改变，偶见隐窝炎和隐窝脓肿，部分腺体轻度非典型增生。请结合临床。

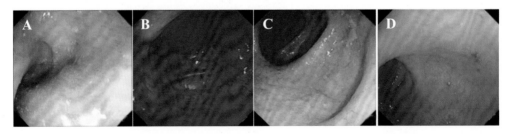

图 10-4　第三次肠镜（治疗 20 天后）。图 A：回肠末段未见异常；图 B：回盲部；图 C：距肛门60~80cm 处肠黏膜血管网模糊，黏膜尚光滑；图 D：距肛门 60cm 以远端，黏膜颗粒感明显，血管网消失，黏膜水肿、充血

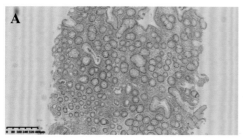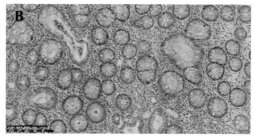

图 10-5　第三次肠镜病理检查：黏膜隐窝结构改变，较前显著改善，呈现轻度不规则，炎症反应轻微，偶见隐窝脓肿。图 A：HE 染色，×40；图 B：HE 染色，×100

当甲泼尼龙减量至 16mg 后，患者再次出现大便次数增加（3～4 次/天），无便血；复查血常规示 WBC $10.8×10^9$/L，EOS% 4.4%，EOS 绝对值 $0.47×10^9$/L。

第二次多学科讨论

▶ 病理科意见

外院病理会诊意见如下。第一次肠镜：结肠黏膜可见黏膜慢性结构改变（结肠黏膜绒毛化，隐窝伸长、扩张、分支）伴隐窝炎、隐窝脓肿，杯状细胞减少；第二次肠镜：直肠黏膜显示黏膜慢性结构改变；第三次肠镜：结肠黏膜慢性结构改变明显减轻，活动性炎消失，符合治疗后表现。上述组织学表现符合溃疡性结肠炎。

▶ 消化科意见

结合病理会诊意见，考虑患者诊断为激素依赖型溃疡性结肠炎伴外周血嗜酸性粒细胞增高。查阅文献显示，17.3% 的炎症性肠病患者出现过一过性或反复血嗜酸性粒细胞增多，其中溃疡性结肠炎患者（22.2%）多于克罗恩病患者（12.7%）；反复外周血嗜酸性粒细胞增多的溃疡性结肠炎（UC complicated with eosinophilia，EoUC）患者合并哮喘、过敏史、风湿性疾病多于非 EoUC 患者；EoUC 患者病情更严重，需要激素、免疫抑制剂或生物制剂治疗的比例更高，且多年反复血嗜酸性粒细胞增多的溃疡性结肠炎患者住院率和手术率更高；另有文献报道 EoUC 患者多并发原发性硬化性胆管炎（primary sclerosing cholangitis，PSC）。

根据多学科讨论意见，再次嘱患者行消除饮食治疗，并减缓甲泼尼龙减量速度，患者症状未再反复。

最终诊断

激素依赖型溃疡性结肠炎伴外周血嗜酸性粒细胞增高。

总　结

EoUC患者可能是溃疡性结肠炎的一种特殊亚型，该亚型患者往往病情严重，需要早期更为积极地治疗，来降低患者的住院率和手术率。外周血嗜酸性粒细胞升高提示可能存在溃疡性结肠炎疾病活动；对于外周血嗜酸性粒细胞升高的溃疡性结肠炎患者，应警惕并存原发性硬化性胆管炎的可能。

参考文献

[1] Barrie A, Mourabet ME, Weyant K, et al. Recurrent blood eosinophilia in ulcerative colitis is associated with severe disease and primary sclerosing cholangitis[J]. Dig Dis Sci, 2013, 58(1): 222-228.

[2] Click B, Anderson AM, Koutroubakis IE, et al. Peripheral eosinophilia in patients with inflammatory bowel disease defines an aggressive disease phenotype[J]. Am J Gastroenterol, 2017, 112(12): 1849-1858.

[3] Walker MM, Potter MD, Talley NJ. Eosinophilic colitis and colonic eosinophilia[J]. Curr Opin Gastroenterol, 2019, 35(1): 42-50.

天津医科大学总医院肠病管家团队

俞清翔　宋文静　赵　新　曹晓沧

Case 11

药物性小肠炎病例多学科讨论

消化科病史汇报

患者，女性，40岁，因"腹泻4个月"于2021年9月来我院就诊。

▶ **现病史**

患者慢性、大量水样泻，每日腹泻10余次，量约4000mL，伴明显乏力，无腹痛。2021年6月5日，当地医院予以抗感染、对症治疗后，患者腹泻未见明显好转。遂于外院（一）行胃肠镜检查。胃镜提示慢性胃炎。肠镜提示末端回肠和回盲部炎症。2021年6月11日，经对症治疗后，患者症状仍未见明显好转，遂转入外院（二），进一步实施肠道CT和小肠镜检查。肠道CT提示回肠肠壁轻度增厚伴强化。小肠镜提示小肠多发溃疡。2021年7－8月，经对症治疗后，患者症状仍未见明显好转，每日腹泻量和腹泻次数均较多。转入外院（三）实施粪菌移植1周，经治疗，患者症状曾有短暂好转，但很快症状复现，每日腹泻10余次，排便量可高达数千毫升。后患者出现顽固性低钾、代谢性酸中毒、肾功能不全，外院（四）实施肾脏穿刺后考虑为肾小管酸中毒。

▶ **既往史**

患者既往有子宫肌瘤切除史。

▶ **体格检查**

神清，精神萎，脱水貌，体型肥胖（BMI 30.12kg/m^2），心率85次/分钟，腹软，肠鸣音8次/分钟。

▶ **实验室检查**

N% 77.1%，白蛋白29g/L，Cr 135mmol/L，K 2.87mmol/L，P 0.47mmol/L，Ca 1.64mmol/L，pH 7.24，PCO$_2$ 3.33kPa，标准碳酸氢根12.9mmol/L。粪常规：

水样便，OB（＋）。粪细菌和真菌培养：白色假丝酵母菌。抗Ro-52弱阳性。粪艰难梭菌、Ig全套和IgG$_4$、dsDNA、肿瘤指标、T-SPOT均为阴性。

▶ 内镜检查

　　胶囊内镜（见图11-1）示胃内大量胆汁反流及药物颗粒，自十二指肠球部起至回肠末端见广泛小肠绒毛重度萎缩，回肠末端可见黏膜裂隙样改变伴浅溃疡。小肠镜（见图11-2）示经口进镜至空肠中段，所见小肠肠腔通畅、小肠绒毛广泛萎缩，血管显露，未见溃疡。于空肠实施多点活检。

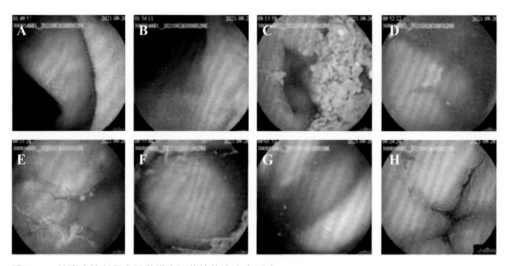

图 11-1　胶囊内镜所见小肠黏膜广泛萎缩伴浅溃疡形成

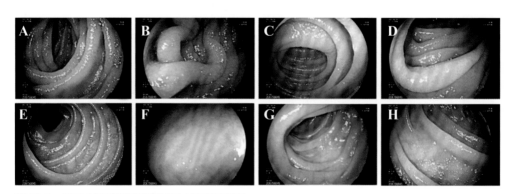

图 11-2　经口小肠镜所见空肠绒毛广泛重度萎缩

病理科意见

内镜病理（见图 11-3）：空肠黏膜活检标本呈缺血-炎症损伤混合模式，首先考虑药物性肠炎的可能，CMV（－），EBER（－），PAS（－），六胺银（－）。

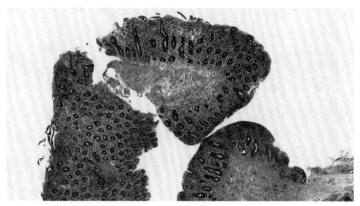

图 11-3　空肠黏膜活检标本病理（HE 染色，×40）：缺血-炎症损伤混合模式。低倍视野显示空肠绒毛几乎全部萎缩，腺体变小，黏膜基底带保留

影像科意见

胸部 CT：双肺少许慢性炎性灶症。胰腺 MR：脂肪肝，胰腺脂肪浸润。均无特异性。

诊断与预后

追问病史，患者曾于数年前口服炔雌醇环丙孕酮（达英 35）治疗子宫疾病；起病前 2 个月，曾因自觉肥胖口服网购"减肥食品"。该患者最终诊断为药物性小肠炎（drug-induced enteropathy，DIE），给予糖皮质激素治疗后腹泻症状缓解，肾功能恢复正常。

多学科诊疗意见汇总

药物性小肠炎是一组异质性较强的疾病，它可以从无症状而仅有组织学改变从而可自限性恢复的情况，到发生慢性炎性肠道改变从而被误诊为IBD的情况，甚至可能严重到发生肠道穿孔。腹泻是药物性小肠炎最常见的表现。在所有的药物不良作用中，腹泻的发生率可高达7%。内镜下可见黏膜水肿、易脆、红斑或者糜烂，浅至深溃疡，甚至可出现狭窄。上述症状大部分可在服用药物后迅速发生，并在停药后缓解。少部分患者症状反复，需要实施营养支持联合免疫调节干预。

本病例患者临床表现为慢性大量水样泻，胶囊内镜与小肠镜发现小肠绒毛重度萎缩，组织病理检查示空肠黏膜活检标本呈缺血-炎症损伤混合模式，首先考虑药物性小肠炎的可能。该患者曾于数年前口服达英35治疗子宫疾病；起病前2个月，又口服网购"减肥食品"。该"减肥食品"中可能添加匹克硫酸钠或其他物质。给予糖皮质激素治疗后，腹泻症状缓解，肾功能恢复正常，最终确诊为药物性小肠炎。

总　结

药物性小肠炎是一组异质性较强的疾病。然而，当前对药物性小肠炎的实际发病率并未完全知晓。

可引起药物性小肠炎的药物种类繁多，主要包括：NSAIDs（非选择性NSAIDs、阿司匹林、COX-2），生物制剂（抗TNF制剂、IL-17抑制剂），免疫抑制剂（MMF、钙调磷酸酶抑制剂、化疗药、免疫检查点抑制剂、VEGF抑制剂、EGFR抑制剂、HER-2抑制剂、络氨酸激酶抑制剂、利妥昔单抗、PI-3K抑制剂），降压药（奥美沙坦、CCB），抗菌药物，糖尿病治疗药物（阿卡波糖、DPP-4抑制剂、二甲双胍），性激素治疗药物（口服避孕药、绝经后性激素替代治疗），异维甲酸，补充剂（补钾剂、补铁剂），胆碱酯酶抑制剂等。

不同药物引起药物性小肠炎的发生机制不尽相同，例如秋水仙碱、新霉素、MTX、甲基多巴、别嘌呤醇等引起直接黏膜损伤（糜烂、溃疡、出血）；5-FU影响水、电解质平衡（动力增加和腹泻）；四环素通过螯合钙离子，消胆胺结合胆盐、铁离子和维生素B_{12}等引起特定的营养吸收障碍；化疗药物（细胞毒药物）、抗炎药物引起免疫抑制等。

药物性小肠炎的早期临床和内镜表现是极其重要的，因为早期识别可以促使及时停止不当的治疗，从而减少未来发生并发症的风险。在发生药物性小肠炎后，大部分患者停药后可改善；小部分患者症状反复，需要实施营养支持联合免疫调节（如糖皮质激素）进行干预。

参考文献

[1] Grattagliano I, Ubaldi E, Portincasa P. Drug-induced enterocolitis: prevention and management in primary care[J]. J Digest Dis, 2018, 19(3): 127-135.

[2] Lim DH, Jung K, Lee SB, et al. Non-steroidal anti-inflammatory drug-induced enteropathy as a major risk factor for small bowel bleeding: a retrospective study[J]. BMC Gastroenterol, 2020, 20(1): 178.

[3] Maiden L. Capsule endoscopic diagnosis of nonsteroidal antiinflammatory drug-induced enteropathy[J]. J Gastroenterol, 2009, 44（Suppl 19）: 64-71.

上海交通大学医学院附属瑞金医院
顾于蓓

Case 12

反复肠梗阻、肠道溃疡病例多学科讨论

患者，男性，55岁，因"排便困难伴腹痛、腹胀1年余，便血2个月"于2019年2月入院。

▶ 现病史

2017年9月，患者在无明显诱因下出现排便困难，伴腹痛、腹胀；停止排便5天后，患者急来医院就诊，诊断为"肠梗阻"，行肠镜和腹部增强CT检查均未见异常，经灌肠治疗后症状缓解出院。院外，患者肠梗阻症状反复发作。2018年9月，患者肠梗阻症状加重，伴黑便，于外院就诊，行腹部增强CT扫描示横结肠节段性增厚伴肠腔狭窄，考虑克罗恩病可能性大。结肠镜（见图12-1）见横结肠节段性溃疡，病灶处肠腔无明显狭窄，病灶两端肠腔扩张明显。为进一步明确诊断，予以右半结肠切除术，术中见横结肠近肝曲有片状溃疡，术后病理考虑为克罗恩病。患者在术后恢复进食后立即出现腹痛、腹胀，排暗红色血便，来我院就诊。自病来，患者体重下降30kg。

▶ 既往史

高血压病史10年，血压控制良好。否认长期口服其他药物史。

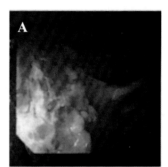

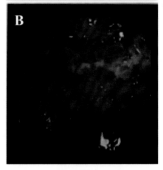

图12-1 结肠镜检查。图A：横结肠节段性溃疡；图B：病灶处肠腔无明显狭窄，病灶两端肠腔扩张明显

▶ **入院查体**

患者贫血貌，腹软，全腹散在压痛，无反跳痛及肌紧张。

入院后完善常规检查和相关检查。

血常规：WBC 5.6×109/L，Hb 95g/L，PLT 506×10^9/L。

肝功能：总蛋白 47.9g/L，白蛋白 25g/L。CRP 205mg/L。ESR 19mm/h。

免疫方面：免疫球蛋白正常，ANCA、抗核抗体系列、炎症性肠病抗体谱（－）。

感染方面：EBV、CMV、T-SPOT/PPD（－）。

初步诊断

不完全性肠梗阻；克罗恩病？

诊疗经过

入院后，患者间断排暗红色血便，逐渐加重。行急诊肠镜（见图 12-2）：进镜抵达吻合口口侧 30cm 回肠，见数处纵行溃疡，表面薄白苔，部分溃疡较深大，距吻合口上方 20cm 处可见一溃疡伴活动性出血，予以黏膜下注射生理盐水、去甲肾上腺素、止血钳止血。吻合口周围见黏膜充血不平，散在浅溃疡。次日凌晨，患者突发剧烈腹痛，复查腹部 CT 提示肠穿孔，转外科行手术治疗（回肠部分切除、回肠单腔造口术）。术后患者恢复良好，处于回肠造瘘状态，进食正常，无腹痛，未再便血。术后 3 个月，患者体重增加 15kg。

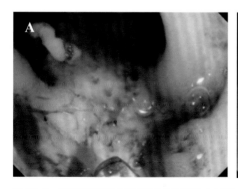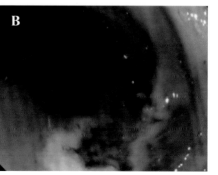

图 12-2 肠镜检查吻合口周围见黏膜充血不平，散在浅溃疡

影像科意见

2017 年 9 月，患者首次发病时的腹部增强 CT 未见肠腔内占位或肠道炎症改变（见图 12-3A）。第一次手术前，腹部 CT（外院）见横结肠至升结肠扩张明显，肠壁增厚，未见肠腔狭窄或占位性病变，肠系膜血管重建未见异常（见图 12-3B）。第一次手术后，腹部 CT 见吻合口通畅，吻合口近端小肠扩张积液，壁略厚，强化明显，考虑为炎性改变，吻合口远端结肠轻度水肿（见图 12-3C）。综上，该患者多次腹部 CT 均提示肠腔高度扩张却未见扩张远端梗阻表现，影像学特点不支持克罗恩病诊断。

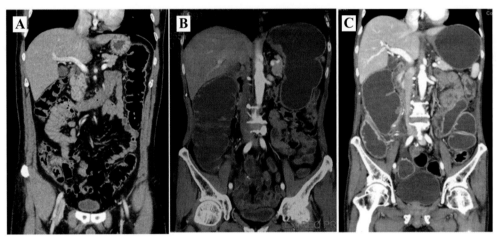

图 12-3　腹部增强 CT 检查。图 A：首次发病时（2017 年 9 月）；图 B：第一次手术前（2018 年 9 月）；图 C：第一次手术后（2019 年 2 月）

外科意见

患者目前诊断不清，因下消化道出血行内镜下止血治疗后出现急性肠穿孔，行急诊手术，术中见吻合口近端约 20cm 处小肠穿孔，末段回肠约 120cm 呈炎症改变。此外，术中见全结肠高度扩张（见图 12-4），呈"慢传输"改变，考虑可能存在结肠动力异常。

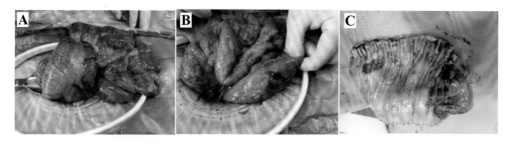

图 12-4　急性肠穿孔急诊手术术中所见。图 A：结肠高度扩张，浆膜面水肿；图 B：吻合口近端约 20cm 处小肠穿孔；图 C：回肠黏膜面多发溃疡，肠壁无明显增厚

病理科意见

　　第一次手术病理（外院）见结肠隐窝不规则，少许隐窝脓肿和隐窝溃疡形成。溃疡呈裂隙样，亦可见宽大而表浅的溃疡，最深处累及浅肌层。炎症主要集中在黏膜、黏膜下层，黏膜下层及浆膜层见广泛的淋巴管及小血管扩张，未见肉芽肿。第二次手术病理（我院）可见回肠有出血、瘀血、缺血改变（见图 12-5）。两次手术病理均未见神经节异

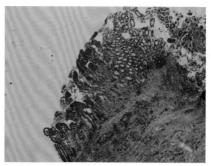

图 12-5　回肠黏膜病理：回肠有出血、瘀血、缺血改变（HE 染色，×200）

常，未见支持炎症性肠病诊断的特征性改变，但可见明显扩张的淋巴管和小血管。综合以上病理特点，考虑为肠梗阻继发的肠道缺血改变。

后续随访

　　2019 年 5 月（第二次手术后 2 个月），复查肠镜（见图 12-6）：经肛门进镜至 50cm 处，可见黏膜充血、水肿、脆性增加，考虑为转流性肠炎；经造瘘口进镜至 50cm 处，所见小肠黏膜光滑、色泽正常。

　　2020 年 10 月，患者再次入院拟行造瘘口还纳。患者一般状态佳，经造瘘口排便 1~2 次/日，无腹痛及便血。肠镜：经肛门进镜全吻合口，所见结肠黏膜光滑。为进一步明确有无结肠动力异常，行结肠泛影葡胺造影，但因患者处于小肠造瘘状态，造影仅见横结肠近吻合口略增宽，未见结肠狭窄或蠕动异常，故再次进行多学科讨论。

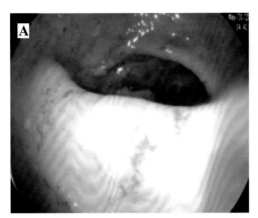 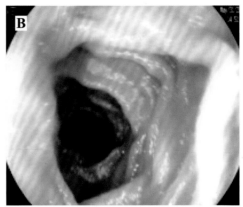

图 12-6　肠镜（2019 年 5 月）所见。图 A：经肛门进镜至 50cm 处，见黏膜充血、水肿、脆性增加；图 B：经造瘘口进镜至 50cm 处，所见小肠黏膜光滑、色泽正常

消化科意见

　　患者两次手术给我们的提示：第一次手术（右半结肠切除术）后，肠梗阻症状短期内复发，并出现小肠新发溃疡；而第二次手术（小肠造口术）旷置结肠后，患者临床症状缓解，肠道溃疡消失，表明该患者的肠道溃疡继发于结肠，而术中见结肠高度扩张并呈"慢传输"改变，提示可能存在因结肠动力异常所致的假性肠梗阻，但患者结肠动力异常的原因和病变范围不清楚。如行造瘘口还纳、回肠-横结肠吻合术，术后可能再次出现肠梗阻表现，重蹈覆辙，故建议扩大结肠切除范围，保留尽可能少的结肠以避免疾病复发。

外科意见

　　该患者存在结肠动力异常，但原因不明，临床常见疾病为慢传输型便秘。此类疾病多于结肠脾曲和乙状结肠存在移行区，但患者目前处于造瘘状态，术前结肠造影无法准确定位移行区并确定病变范围，故建议行广泛结肠切除术，术中根据肠道情况决定具体切除范围。

后续随访

　　患者转入外科行手术治疗，术中见乙状结肠下段和直肠管径小（与小肠直径相同），整体大肠无肠壁肥厚，系膜侧无脂肪爬行。行结肠次全切除、小肠造口还纳、回肠-乙状结肠吻合术（乙状结肠保留至距肛门约 30cm 处）。患者术后恢复良好，排不成形便 3～5 次/日，随访至 2021 年 5 月（术后半年余）未再出现腹痛、腹胀及便血。

病理科意见

切除的结肠标本以 5cm 间隔取材，镜下可见结肠脾曲（范围为 15cm）和乙状结肠（范围为 5cm）两处肌间神经丛节细胞明显减少或缺如，雪旺氏细胞增生（见图 12-7）。各层无明显炎症，未见血管病变。病理诊断为局灶型神经节细胞减少症。

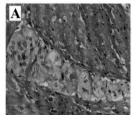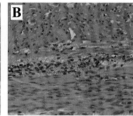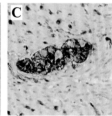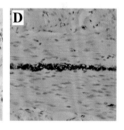

图 12-7　切除的结肠标本病理所见。图 A：神经节细胞数量正常（HE 染色，×400）；图 B：肌间神经丛节细胞明显减少或缺如，雪旺氏细胞增生（HE 染色，×400）；图 C：神经节细胞和雪旺氏细胞数量正常（S100 免疫组化）；图 D：神经节细胞减少，雪旺氏细胞增生（S100 免疫组化）

最终诊断

局灶型神经节细胞减少症。

总　结

神经节细胞减少症（hypoganglionosis，HG）是以结肠黏膜下神经丛和肌间神经丛的神经节细胞数量明显减少，伴黏膜肌层和固有肌层增厚为特征的一组疾病，目前尚无统一的诊断标准。神经节细胞减少症的病因不清，先天性神经节细胞减少症常发生于幼年；获得性神经节细胞减少症（成人发病）非常罕见，可能与老年化或长期服用泻药后的退行性改变有关，也可继发于缺血、病毒感染、多发性硬化、淀粉样变以及免疫球蛋白介导的炎症反应等。临床表现为急、慢性发作的排便困难、肠梗阻和肠道炎症。

根据是否存在移行区，神经节细胞减少症可分为2个不同的亚型（Ⅰ型和Ⅱ型）。Ⅰ型神经节细胞减少症（局灶型）有局限性狭窄的过渡区，过渡区常在结肠脾曲或直-乙交界处，组织学上移行区内的神经节细胞明显减少，影像学可见移行区近端高度扩张的巨结肠，但扩张/狭窄比小于先天性巨结肠。Ⅱ型神经节细胞减少症（弥漫型）无过渡区，整个结肠神经节细胞数呈弥漫性减少，在临床上多见于慢传输型便秘患者。神经节细胞减少症的诊断需依靠手术病理，手术是根治性治疗，但患者可能因无法准确评估病变范围而需多次手术。

本例为老年患者，首发症状为反复肠梗阻发作，后出现肠黏膜溃疡，临床特点与克罗恩病不符（后者首先表现为肠黏膜溃疡，后出现肠梗阻症状），故考虑肠道溃疡为梗阻性肠炎所致，即肠梗阻致肠腔内压力增加、肠壁缺血继发肠道溃疡，但患者肠梗阻原因不清。进一步分析两次手术后的疾病转归，发现在旷置结肠后患者临床症状缓解、肠道溃疡消失，故考虑肠道溃疡继发于结肠梗阻，而术中见结肠呈"慢传输"改变，提示结肠可能存在动力异常。最终第三次手术后的结肠病理发现结肠脾曲和乙状结肠两处存在神经节细胞减少，找到了患者肠道动力异常的根本原因。

参考文献

[1] Knowles CH, Giorgio RD, Kapur RP, et al. The London Classification of gastrointestinal neuromuscular pathology: report on behalf of the Gastro 2009 International Working Group[J]. Gut, 2010, 59(7): 882-887.

[2] Do MY, Myung SJ, Park HJ, et al. Novel classification and pathogenetic analysisof hypoganglionosis and adult-onset Hirschsprung's disease[J]. Dig Dis Sci, 2011, 56(6): 1818-1827.

[3] Mindelzun RE, Hicks SM. Adult Hirschprung disease: radiographic findings[J]. Radiology, 1986, 160(3): 623-625.

中国医科大学附属盛京医院

李　卉　解　莹　田　丰

Case 13

成人起病的家族性地中海热病例多学科讨论

消化科病史汇报

患者,男性,34岁,以"反复腹痛、发热9年"于2016年4月22日入院。

2007年6月起,患者在无明显诱因下出现全腹疼痛,右下腹痛为著,伴发热,T_{max} 38~39℃,伴畏寒,无恶心、呕吐,无腹泻及排气排便停止,次日自行缓解。2个月内,反复发作3次,外院考虑"阑尾炎",于2007年8月行阑尾切除术。2007年10月起,上述症状仍反复发作,平均间隔1周~1个月,每次持续1~3天自行缓解。2012年,外院考虑"肠结核"不除外,予以异烟肼治疗2月余仍发热。发作时,给予抗菌药物(如左氧氟沙星等)治疗无明显效果。2015年起,发作间期较固定,平均1~2周。发作时,血白细胞计数升高,以中性粒细胞为主;ESR、hsCRP明显升高;发作间期,上述检查均正常。多次便常规、便病原学、肝肾功能检查均正常。先后多次查腹部平片、腹部超声、全消化道造影、胃肠镜、腹部增强CT、MRCP及PET/CT无异常提示。

起病以来,患者体重稳定;发作间期,日常工作生活不受限。

▶ **既往史**

1994年,患者因"腹痛、关节痛、双下肢瘀点"诊断"过敏性紫癜",接受激素治疗后好转;2型糖尿病;2014年,"肛裂"手术;2015年,诊断"甲状腺炎"。

▶ **辅助检查**

入院后查血常规、肝肾功能、凝血功能、尿常规均正常,便常规呈潜血阳性。ESR 7mm/h,hsCRP 14.47mg/L。ANA、抗ENA、抗Jo-1、抗磷脂抗体谱、狼疮抗凝物均呈阴性。免疫球蛋白3项(IgG、IgM、IgA)及补体(C3、C4)正常。布鲁杆菌凝集试验阴性。肿瘤标志物（AFP、CEA、CA19-9）在正常范围内。甲状腺功能及相关抗体正常。红细胞游离卟啉及尿卟啉/尿卟胆原测定阴性。胃镜、结肠镜检查未见异常；小肠气钡双重造影、小肠胶囊内镜未见明显异常；肠系膜血管超声未见异常。

患者入院后出现一次腹痛发作，以脐周、右下腹为著，伴发热38.7℃。查血常规正常。ESR 12mm/h，hsCRP 133.98mg/L，IL-6 38.9pg/mL（<5.9pg/mL），IL-8 72pg/mL（<62pg/mL），TNF-α 5.5pg/mL（<9.1pg/mL），IL-10 5.0pg/mL（<8.1pg/mL）。血清降钙素原、外周血培养均呈阴性，便常规正常。予以解热镇痛药对症退热处理；2天后，腹痛、发热缓解。

外周血送基因检测，结果提示家族性地中海热基因（familial Mediterranean fever gene，*MEFV*）复合杂合突变。最终诊断家族性地中海热（familial Mediterranean fever，FMF），予以秋水仙碱治疗（0.5mg bid），患者周期性发作腹痛、发热症状缓解。

病理科意见

患者胃镜下未见明显异常，十二指肠降部活检标本病理：小肠黏膜慢性炎，无特殊提示。

影像科意见

家族性地中海热患者在典型腹痛发作期，消化系统的影像学及内镜检查一般呈非特异改变。部分患者影像学表现有肠系膜血管扩张、肠系膜皱褶增厚、腹腔淋巴结肿大、腹腔积液、腹膜囊肿、局灶性腹膜炎、肝脾大、小肠袢扩张、结肠壁增厚等。

对该患者多次行消化系统影像学评估，包括腹部平片、腹部超声、全消化道造影、小肠气钡双重造影、腹部增强CT＋小肠重建、MRCP及PET/CT等，均未见异常表现，其发热、腹痛症状不能得以解释。

风湿免疫科意见

该患者以反复周期性发作的腹痛、发热为突出表现，起病年龄轻，发作时炎性指标显著升高并间期回落，消化系统多次评估呈阴性，阑尾切除术后上述症状仍反复发作，最终基因检测确诊为家族性地中海热。应加用秋水仙碱口服治疗，观察病情变化，长期随访。

另外，该患者既往有过敏性紫癜病史，当时以腹痛、关节痛、皮疹为主要表现，与后来反复发作的发热、腹痛表现差异较大，但由于过敏性紫癜与家族性地中海热可以有相似的临床表现，所以在临床上仍需要进行鉴别。家族性地中海热的皮疹多散在面部及躯干，临床发作周期性强，病理表现无IgA沉积证据，抗O试验无提示，这些均是与典型过敏性紫癜相鉴别之处。在基因方面，20%~60%过敏性紫癜患者可存在*MEFV*基因位点突变，这提示过敏性紫癜与家族性地中海热的发病机制可能有相似之处。

后续随访

规律随访至今，患者长期秋水仙碱口服（0.5mg qd），症状发作频率降低（几个月一次），程度不重。

总　结

家族性地中海热是一种遗传性周期性发热综合征，属于自身炎症性疾病，多见于土耳其、阿拉伯和犹太人。家族性地中海热在地中海地区发病率为1:400~1:1000，基本符合常染色体隐性遗传规律，患者多在20岁以前发病，成人发病少见。家族性地中海热主要因家族性地中海热基因突变所致。该基因编码的Pyrin蛋白是调节炎症小体（inflammasome）的功能蛋白，其功能失常可能导致固有免疫异常。

与获得性免疫异常激活的自身免疫性疾病不同，自身炎症性疾病的发病机制与固有免疫的异常激活有关，因此表现为急性炎性指标升高而无自身抗体形成。其中，以周期性发热为典型临床表现的自身炎症性疾病常有腹痛、皮疹、关节痛等伴随症状。95%的家族性地中海热患者有反复腹痛的表现，但在发作期时，消化系统的影像学及内镜一般呈非特异性改变。作为一种罕见病，家族性地中海热常被误诊为其他疾病，如阑尾炎、炎症性肠病、肠结核等。2008年土耳其的一项统计数据显示，26.6%的患者在诊断家族性地中海热前曾接受阑尾切除术。

　　根据现有的临床证据，秋水仙碱是治疗家族性地中海热的一线用药，长期服用不仅能预防症状复发、降低发作频率，而且能减缓并发淀粉样变。故推荐家族性地中海热诊断明确后即开始进行长期的秋水仙碱治疗。

　　本例患者以反复腹痛、发热为突出表现，起病年龄轻，反复周期性发作，发作时炎性指标显著升高并间期性回落，消化系统多次评估呈阴性，阑尾切除术后症状仍反复发作，最终基因检测确诊为家族性地中海热。该病例提示我们，在临床上对周期性腹痛、发热的患者进行全面评估时，应考虑到家族性地中海热等自身炎症性疾病的可能性，减少不必要的重复检查甚至外科干预。

参考文献

[1] Touitou I, Kone-Paut I. Autoinflammatory diseases[J]. Best Practice & Research Clinical Rheumatology, 2008, 22(5): 811-829.

[2] Terreri MT, Bernardo WM, Len CA, et al. Guidelines for the management and treatment of periodic fever syndromes familial Mediterranean fever[J]. Revista Brasileira De Reumatologia, 2016, 56(1): 37-43.

[3] 沈敏，唐琳，李健，等. 中国汉族成人起病家族性地中海热三例[J]. 中华临床免疫和变态反应杂志，2016，10（1）：75-79.

北京协和医院消化内科

徐　蕙　李　玥

Case 14
肾移植术后血便病例多学科讨论

消化科病史汇报

患者，男性，44 岁，因"间断腹泻、便血 6 月余"于 2020 年 9 月 18 日收入西京医院消化内科。

▶ **既往史**

2010 年，患者被确诊为紫癜性肾炎；2015 年，被诊断为慢性肾衰竭；2016 年 10 月 22 日，行同种异体 ABO 相容性肾移植术，术后长期服用"咪唑立宾、他克莫司、泼尼松"抗排斥反应治疗，病情平稳。

▶ **现病史**

2020 年 4 月，患者在无明显诱因下出现腹泻，每日 10 余次，排黏液脓血便，伴有腹痛，以左下腹为著，便后可缓解。到当地医院就诊，实验室检查示：血常规 WBC 12.78×10^9/L；hsCRP 12.1mg/L；大便潜血阳性；CMV、EBV（＋）；肝肾功能、红细胞沉降率均未见异常；T-SPOT、艰难梭菌、大便培养均为阴性。肠镜检查（见图 14-1）：

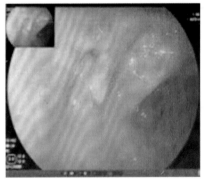

图 14-1　2020 年 4 月肠镜：全结肠弥漫性炎症，多大糜烂、溃疡，部分呈深凹溃疡

全结肠和直肠黏膜弥漫性充血水肿，血管纹理紊乱、模糊，部分黏膜粗糙呈颗粒状，质脆，触之易出血，局部可见多发糜烂和浅溃疡灶，部分呈深凹溃疡，表面附脓苔，考虑溃疡性结肠炎可能。病理示：慢性活动性炎，伴糜烂，可见隐窝炎及隐窝微脓肿，局部淋巴滤泡形成。当地医院考虑诊断"消化道感染：CMV 感染，EBV 感染；溃疡性结肠炎不除

外"，予以"头孢噻肟＋吗啉硝唑"抗菌治疗 3 周，叠加"更昔洛韦"抗病毒治疗 2 周后，患者大便次数明显减少，每日 3～4 次，黏液脓血便减少。

患者因肾移植术后复查至当地肾病中心住院。住院期间，患者反复出现发热症状，体温最高达 39.5℃，腹泻、便血症状再次加重。实验室检查示：血常规 WBC 14.62×10⁹/L；hsCRP 12.6mg/L；ESR 104mm/h；EBV（＋）；肝肾功能未见明显异常；T-SPOT、艰难梭菌、大便培养均为阴性。2020 年 5 月 27 日肠镜（见图 14-2）示：直肠至回盲部黏膜剥脱形成深大溃疡，脓苔附着。当地医院诊断考虑"结肠溃疡性质待查：感染性肠炎？药物性肠炎？溃疡性结肠炎？"，给予"甲泼尼龙 60mg，头孢唑肟抗感染，人免疫球蛋白＋更昔洛韦抗病毒，万古霉素＋甲硝唑治疗艰难梭菌"等治疗，患者发热、腹泻、便血症状一度好转，但多次反复；每次激素减量至 25mg 以下时，黏液血便明显加重；激素加量后，症状好转。遂于 2020 年 8 月 27 日再次复查肠镜（见图 14-3）：进镜至降结肠，降结肠黏膜充血肿胀明显，弥漫性息肉样增生隆起，肠腔狭窄，无法进镜，直肠及乙状结肠黏膜弥漫性充血肿胀，散在糜烂，未见明显溃疡，直肠近肛门口黏膜散在陈旧性出血灶。

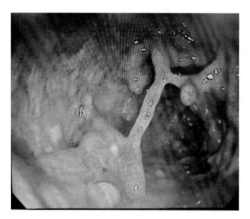

图 14-2 肠镜检查（2020 年 5 月 27 日）：结肠黏膜深大溃疡

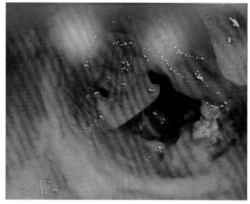

图 14-3 肠镜检查（2020 年 8 月 27 日）：降结肠狭窄

为进一步诊治，患者至我院就诊，并于 2020 年 9 月 18 日以"结肠溃疡性质待查"入我院消化科。自发病来，患者口服短肽型肠内营养制剂，体重下降约 17kg，入院时 BMI 21kg/m²。入院查体：患者生命体征平稳，腹平坦，全腹无压痛及反跳痛，肠鸣音正常。辅助检查：血常规 WBC 12.69×10⁹/L；hsCRP 14.1mg/L；ESR 27mm/h；大便潜血、红细胞、白细胞阳性；肠道菌群分布Ⅲ度失调；肝肾功能、甲状腺功能、自身抗体系列均未见明显异常；T-SPOT、EBV、CMV、艰难梭菌、大便培养均为阴性。2020 年 9 月 22 日，我院复查肠镜（见图 14-4）：进镜至降结肠，降结肠狭窄，黏膜粗糙，多发糜烂、溃疡，降结肠黏膜可见多发增生性指状突起，黏膜脆性增加，血管纹理紊乱，直肠病变较轻。病理（见图 14-5）示：慢性活动性肠炎，形态可提示溃疡性结肠炎。2020 年 9 月 26 日肠道双源 CT（见图 14-6）示：①乙状结肠、降结肠、横结肠弥漫性肠壁肿胀、增厚，黏膜强化，考虑为炎性改变。②双肾萎缩；右侧髂窝移植肾。

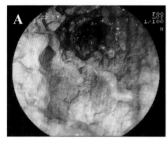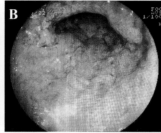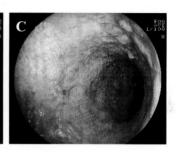

图 14-4　肠镜检查（2020 年 9 月 22 日）：降结肠狭窄，多发溃疡。图 A：降结肠；图 B：乙状结肠；图 C：直肠

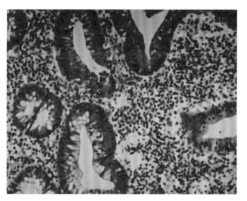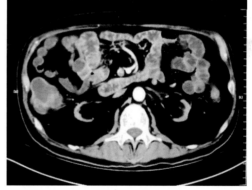

图 14-5　病理（2020 年 9 月 22 日肠镜标本）：慢性活动性炎

图 14-6　2020 年 9 月 26 日肠道双源 CT：乙状结肠、横结肠、降结肠弥漫性肠壁肿胀、增厚，黏膜强化，双肾萎缩

病理科意见

2020 年 4 月，患者外院肠镜活检病理示肠黏膜慢性活动性炎，同时可见隐窝炎和隐窝脓肿。2020 年 9 月于我院住院时，再次肠镜活检病理可见浆细胞、

淋巴细胞、中性粒细胞浸润，黏膜慢性炎急性活动，虽活检未见到典型的隐窝炎、隐窝脓肿，但从形态学上看比较符合溃疡性结肠炎的表现。结合两次患者活检病理信息和临床病史，病理诊断上倾向于溃疡性结肠炎，但是否合并肠道感染，还需要进一步免疫组化排除。

影像科意见

患者入院腹部增强CT显示双肾体积明显减少，并且强化减低，右侧髂窝移植肾强化良好，结合患者肾功能检查指标正常，移植肾功能正常；患者肠道病变在影像学上主要位于横结肠、降结肠、乙状结肠，呈现弥漫性的肠壁肿胀、增厚，在动脉期，可见黏膜强化明显，周围血管增多，未见到肠道狭窄、梗阻征象及占位性病变。符合炎症性改变，诊断上请结合临床。

外科意见

患者腹泻、便血6月余入院，外院多次肠镜检查提示结肠溃疡，外院抗感染、抗病毒、激素等治疗后，肠道黏膜愈合情况欠佳，且出现肠腔狭窄。入院后复查肠镜示降结肠肠腔狭窄，镜身依旧无法通过，但腹部CT示肠道未见明显梗阻，临床上无肠道梗阻症状，且患者既往肾移植术后，长期免疫抑制治疗，病情较为复杂，暂无明确手术指征，建议继续内科保守治疗。

诊　断

1.溃疡性结肠炎（复发型 全结肠 重度 活动期）。
2.肾移植术后。

治　疗

患者院外抗感染、抗病毒、激素治疗数月，腹泻、脓血便症状明显改善，但每次激素减量后，症状出现反复，考虑为激素依赖。根据指南共识推荐意见，考虑转换生物制剂治疗。经与患者沟通、协商后，于2020年9月28日予以英夫利昔单抗治疗，患者体重 58kg，治疗剂量为 300mg，余为营养对症支持治疗。患者腹泻、便血较前好转，遂出院，后续继续规律予以英夫利昔单抗治疗。

后续随访

2020 年 10 月 22 日，患者接受第 2 次英夫利昔单抗 300mg 治疗；2020 年 11 月 25 日，因患者体重上升至 66kg，将英夫利昔单抗剂量调整至 400mg。经过 3 次英夫利昔单抗治疗后，患者腹泻、便血症状较前明显缓解，体重也较前有明显增加。2021 年 1 月，患者激素减量至 7.5mg 后，开始间断出现腹痛、便血症状。2021 年 1 月 22 日至我院复诊，查英夫利昔单抗血药浓度 1.0μg/mL，抗英夫利昔单抗抗体浓度 < 4ng/mL。肠镜检查（见图 14-7）示：升结肠至退镜距肛约 50cm 之间见散在瘢痕，并见多发丘状或结节样、团块状隆起，表面光滑，部分表面略充血；退镜距肛约 50cm → 15cm 呈弥漫性炎性改变，黏膜粗糙，散在糜烂、溃疡，血管纹理紊乱，另见散在增生性指状或丘状凸起，表面充血粗糙、覆白苔及脓性分泌物，黏膜脆性增加，致肠腔多段狭窄，镜身尚

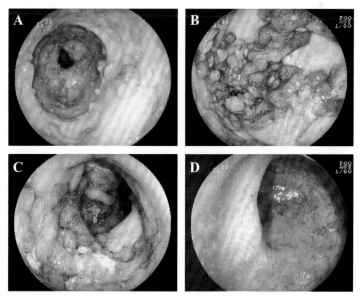

图 14-7　肠镜检查（2021 年 1 月 22 日）：结肠多发丘状或结节样、团块状隆起，散在糜烂、溃疡。图 A：横结肠；图 B：距肛 50cm；图 C：降结肠；图 D：直肠

可通过；退镜距肛约 15cm 至肛门口见散在点片状黏膜充血糜烂，表面覆白苔，血管纹理模糊。肠镜评估较前有所好转，部分呈瘢痕愈合，降结肠狭窄较前改善。患者此次症状反复，考虑与英夫利昔单抗血药浓度较低有关，遂于 2020 年 1 月 25 日优化英夫利昔单抗治疗剂量至 500mg。2021 年 5 月 14 日，患者在我院完成第 5 次英夫利昔单抗治疗。2021 年 8 月 20 日，在当地医院完成第 6 次英夫利昔单抗治疗。2021 年 9 月电话随访，患者腹痛、腹泻、便血等症状较前明显缓解，大便每日 1～3 次，无黏液脓血，偶有腹痛，可耐受。

总　结

本病例为肾移植术后患者，既往长期口服"咪唑立宾、他克莫司、泼尼松"抗排斥反应治疗 5 年，肾移植术后病情维持稳定。本次在无明显诱因下出现腹泻、便血症状，院外检查发现结肠溃疡，并存在肠道感染，溃疡性结肠炎待排；按照肠道感染给予抗菌药物、抗病毒、抗艰难梭菌等治疗，患者病情反复，且多次肠镜检查示肠道溃疡愈合欠佳，并且出现肠腔狭窄。入我科后，肠镜可见降结肠狭窄，黏膜多发糜烂、溃疡，但未发现病毒、细菌感染，综合病理、影像、外科意见，诊断明确为"溃疡性结肠炎"，改良 Mayo 评分 12 分，病情较重，且结合外院治疗经过，考虑激素依赖，根据指南共识推荐意见，考虑转换生物制剂治疗。由国内尚缺乏器官移植炎症性肠病患者使用生物制剂治疗经验，经文献查询，根据国外汇总的肝肾移植术后炎症性肠病患者治疗情况分析，移植术后，TNF-α 抑制剂治疗中重度炎症性肠病是有效的，并且对移植结局无明显的负面影响，因此与患者沟通，给予英夫利昔单抗治疗。3 次规律治疗后，患者肠镜检查示肠道黏膜较前好转，肠腔狭窄较前改善。患者完成 6 次英夫利昔单抗治疗后病情稳定。

该患者器官移植后长期服用"咪唑立宾、他克莫司、泼尼松"抗排斥反应治疗 4 年余。他克莫司与泼尼松在临床上可用于治疗炎症性肠病，为何在接受强有力的全身免疫抑制治疗的过程中，患者仍能发生溃疡性结肠炎，其机制仍不清楚。器官移植术后的炎症性肠病患者，在自身免疫制剂治疗的基础上，再使用抗 TNF-α 制剂，仍能较好地控制炎症性肠病病情，但患者的感染风险可能会增大，需要预防感染以免病情加重。

参考文献

[1] Olmedo-Martín RV, Amo-Trillo V, González-Grande R, et al. Efficacy and safety of anti-TNF-α agents in inflammatory bowel disease after liver transplant: a case series[J]. Transplant Proc, 2018, 50(2): 619-622.

[2] Grupper A, Schwartz D, Baruch R, et al. Kidney transplantation in patients with inflammatory bowel diseases (IBD): analysis of transplantation outcome and IBD activity[J]. Transpl Int, 2019, 32(7): 730-738.

空军军医大学附属西京医院消化内科

李小飞　陈　玲　赵宏亮

李世森　李增山　梁　洁

Case 15

环孢菌素联合维得利珠单抗治疗激素依赖型重症溃疡性结肠炎病例多学科讨论

患者，女性，33岁，因"间断脓血便3年，再发2个月"就诊。

> **现病史**

3年前，患者出现间断脓血便，未予以系统诊治。2年前，患者再次出现脓血便，每天10余次，下腹痛，便后腹痛缓解，伴有里急后重。于当地医院完善结肠镜检查（见图15-1），明确溃疡性结肠炎诊断。经氟美松灌肠2周及口服美沙拉秦5个月后，肠镜显示病情缓解（见图15-2），患者自行停药。15个月前，患者再次排黏液脓血便，每天6次，复查肠镜（见图15-3）示降乙交接处结肠狭窄。予以足量泼尼松口服后症状缓解，泼尼松逐渐减停；此后，予以美沙拉秦足量口服维持治疗，复查结肠镜（见图15-4）明显好转。2个月前，患者再次出现脓血便，每天4次，再次口服足量泼尼松，一过性症状缓解，但当减量到20mg/d时出现病情反复。现稀便每天5次，间断血便，无发热，无腹痛，为寻求进一步治疗收入我科病房。

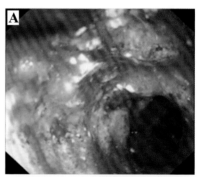

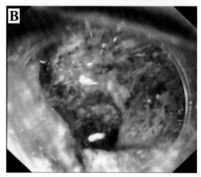

图15-1 结肠镜（2年前）：距肛门30cm至直肠，黏膜充血水肿及糜烂明显，表面覆着脓性分泌物，黏膜出血。
图A：乙状结肠，图B：直肠

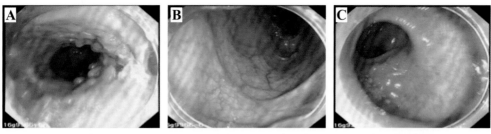

图 15-2 结肠镜（19 个月前）：回肠末段黏膜光滑，回盲部至乙状结肠百余枚息肉样隆起，直径约 0.3～0.6cm，乙状结肠至直肠黏膜充血水肿。图 A：升结肠，图 B：乙状结肠，图 C：直肠

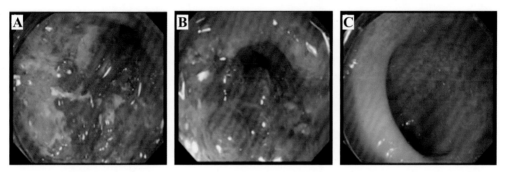

图 15-3 结肠镜（15 个月前）：进镜至降乙交界可见近环周结节状隆起，触之易出血。图 A 和图 B：降乙交界处；图 C：直肠

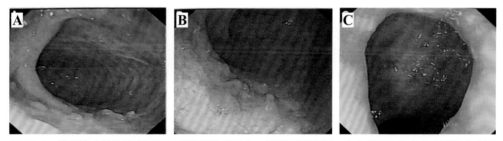

图 15-4 结肠镜（美沙拉秦足量口服维持治疗后）：进镜至回盲部，全大肠见密集白色瘢痕及大小不一息肉样改变及桥样黏膜，升结肠及降结肠最重。直肠黏膜见充血水肿及点状糜烂。图 A：回盲部；图 B：降结肠；图 C：直肠

▸ **入院查体**

生命体征平稳，腹软，全腹无压痛，无反跳痛及肌紧张。

▸ **辅助检查**

血常规：WBC $9.36×10^9$/L，Hb 128g/L。便常规：WBC 4～6/HP，RBC 0～2/HP，OB（＋）。CRP 3.01mg/L，ESR 20mm/h。生化：白蛋白 38.7g/L，离子正常。ANA 谱、免疫球蛋白均正常。T-SPOT、三次便培养均呈阴性。结肠镜（见图15-5）：进镜至距肛门 30cm 见黏膜充血水肿、糜烂、溃疡及出血点，管腔狭窄，

镜身无法通过，取组织 2 块。距肛门 18cm 以下，见散在息肉样增生不平；距肛门 5cm 以下，见黏膜散在糜烂、溃疡及出血点。

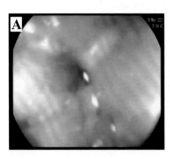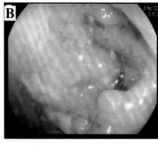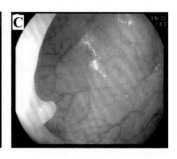

图 15-5　结肠镜示进镜至距肛门 30cm 见黏膜充血水肿、糜烂、溃疡及出血点，管腔狭窄，镜身无法通过，取组织 2 块。距肛门 18cm 以下，见散在息肉样增生不平；距肛门 5cm 以下，见黏膜散在糜烂、溃疡及出血点。图 A 和图 B：乙状结肠；图 C：直肠

初步诊断

溃疡性结肠炎（慢性复发型，广泛结肠受累，活动期中度）。

诊治经过

入院后暂给予泼尼松 20mg/d 口服，美沙拉秦 4.0g/d 口服。

影像科意见

全腹增强CTE（见图 15-6）可见直肠、结肠脾曲及降结肠局部肠壁稍增厚，增强扫描呈分层强化，浆膜面略毛糙；余结直肠及小肠未见异常，未见肛瘘改变。

病理科意见

病理（见图 15-7）：镜下见腺体尚规则，未见分支，见隐窝炎，间质中性粒细胞等炎症细胞浸润。免疫组化：CMV（－）。原位杂交：EBER（－）。诊断：黏膜慢性炎症改变，轻度活动性。

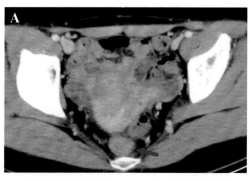 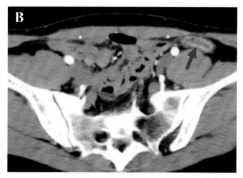

图 15-6　腹部增强 CT 检查。图 A：直肠肠壁稍增厚，浆膜面略毛糙；图 B：降结肠局部肠壁增厚，增强扫描可见强化

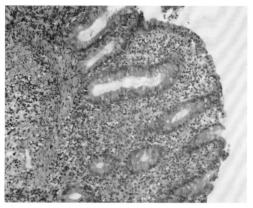

图 15-7　结肠镜检黏膜标本病理：黏膜慢性炎症改变，轻度活动性（HE 染色，×200）

消化科意见

结合患者诊断年龄＜ 40 岁、广泛结肠病变、内镜下黏膜病变严重、存在激素依赖，考虑患者存在多种预后不良的高危因素，建议予以生物制剂维得利珠单抗 300mg 治疗。

诊治经过

维持泼尼松 20mg/d 口服，加用维得利珠单抗规律静滴两次后，患者临床症状无明显好转。1 个月后，患者病情加重，黏液脓血便每天 8 次。再次入院，将糖皮质激素改为甲泼尼龙 60mg/d 静滴。

血常规：WBC 10.65×10^9/L，Hb 113g/L。便常规：WBC 30~40/HP，RBC 90~100/HP。CRP 3.01mg/L，ESR 20mm/h，EBV DNA 3.12×10^3/mL，CMV DNA 阴性，艰难梭菌 DNA 阳性。患者无发热等病毒感染表现，考虑患者 EBV 阳性为隐性感染，暂不予以特殊处理。患者粪艰难梭菌 DNA 阳性，予以万古霉素 125mg q6h 口服。糖皮质激素联合万古霉素治疗 3 天后，患者腹泻、便血症状无改善，停用万古霉素。维持甲泼尼龙剂量不变，加用英夫利昔单抗 5mg/kg 静点诱导缓解，患者血便次数减少至每天 5 次。间隔 1 周，予以第 2 次英夫利昔单抗。患者每天解 3~4 次稀便，1~2 次血便。糖皮质激素改为泼尼松 50mg 口服，每周减量 5mg。第 2 次静滴英夫利昔单抗 10 天后，患者再次出现病情反复，便血加重，并出现腹痛，复查 Hb 降低至 85g/L。外送检验英夫利昔单抗血药浓度后，予以英夫利昔单抗 500mg 静滴（10mg/kg），患者腹痛减轻，但仍有便血。2 日后，英夫利昔单抗血药浓度回报 18.7μg/mL，未检测到抗英夫利昔抗体。

消化科再次讨论

患者虽然经过积极的英夫利昔单抗剂量优化治疗，但临床应答不佳，仍有明显腹痛和便血，故需要转换治疗，建议换用环孢菌素静点诱导缓解，维持泼尼松 45mg/d 口服。

后续诊治经过

环孢菌素（2mg/kg）静滴治疗 3 天后，患者腹痛明显减轻、便血明显减少；治疗第 7 天，患者便血停止；治疗第 10 天，患者排黄色成形便（2 次/天），环孢菌素血药浓度 89.7ng/mL，将环孢菌素静滴改为 250mg/d 口服（4mg/kg），密切监测血药浓度调节剂量，同时加用维得利珠单抗 300mg 静滴，目的是联合环孢菌素桥接治疗 6 个月后单独应用维得利珠单抗进行长期维持缓解，以降低既往应用硫唑嘌呤长期维持缓解的不良反应，同时提高维持治疗的效果。

后续随访

环孢菌素治疗1个月后，患者排黄色成形便（每天1次），无血便及腹痛。环孢菌素治疗3个月后复查肠镜（见图15-8）：进镜至回肠末端3cm，黏膜光滑；回盲部至距肛门30cm，可见多发指状息肉及白色瘢痕；进镜至距肛门30cm，见黏膜充血、水肿明显，散在黏膜糜烂、溃疡及出血点，管腔狭窄，镜身尚可通过；距肛门18cm以下，见散在息肉样增生不平；余所见黏膜光滑，色泽正常，血管纹理清晰，较前明显缓解。复查CT（见图15-9）提示：结肠脾曲、降结肠局部肠壁稍厚，较前改善。

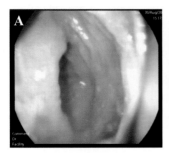 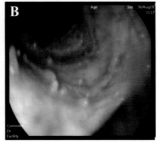 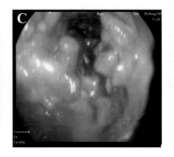

图15-8　肠镜检查。图A：回盲部；图B：降结肠；图C：乙状结肠

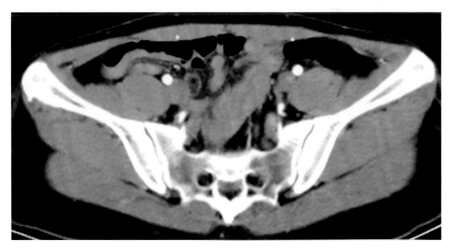

图15-9　腹部CT检查：结肠脾曲、降结肠局部肠壁稍厚，较前改善

总 结

激素难治性溃疡性结肠炎患者病情反复发作，治疗效果不佳，患者很痛苦，医生需要花更多的时间和精力来分析病情，寻找适合的治疗方案。

对于本病例，我们需要考虑如下几个问题。

1. 是否合并机会性感染？

溃疡性结肠炎患者免疫力低下，且长期应用糖皮质激素、生物制剂和免疫抑制剂，易合并机会性感染。本例病例长期反复应用激素，检测血中EBV阳性，但是滴度不高，患者无发热、淋巴结肝脾肿大等症状，且肠镜病理EBER阴性，因此我们考虑为EBV隐性感染，暂未予以特殊处置。有部分患者亦无病毒感染系统症状，但肠镜病理EBER阳性，这种感染多为肠道机会性感染，目前尚不清楚是否需要抗病毒治疗，但建议避免使用免疫抑制药物。

2. 如何选择合适药物诱导疾病缓解？

患者第一次来住院时，疾病活动度为中度，故选择安全性较高但起效相对慢的维得利珠单抗。再次病情反复时，活动度为重度，故选择起效相对快的英夫利昔单抗。但患者经积极的英夫利昔单抗剂量优化治疗后，病情仍无明显改善，故换用环孢菌素治疗，患者病情明显好转。治疗3个月后，复查肠镜示原狭窄处内镜可以通过，内镜下改善明显。环孢菌素和他克莫司为钙调神经磷酸酶抑制剂（calcineurin inhibitor，CI），可以抑制细胞免疫以控制患者病情。因为环孢菌素不良反应较多，需要监测血药浓度，故常将其作为药物拯救治疗的二线选择。

3. 如何选择合适的药物长期维持病情缓解？

该患者可选择的维持治疗药物有硫唑嘌呤、英夫利昔单抗和维得利珠单抗。与生物制剂相比，硫唑嘌呤不良反应大且疗效有限，常作为无法负担生物制剂患者的无奈之选。英夫利昔单抗长期应用存在继发性失效的可能，且安全性相对差。维得利珠单抗虽起效慢，但长期疗效与英夫利昔单抗相当，且安全性更好。芝加哥大学炎症性肠病中心的回顾性研究发现，在环孢菌素序贯维得利珠单抗治疗糖皮质激素难治性溃疡性结肠炎患者中，在第1年和第2年分别有67%和55%的患者避免了结肠切除手术，且患者耐受性好，不良反应少。

因此，我们最终选择环孢菌素联合维得利珠单抗诱导及维持缓解，取得了明显的临床效果。

参考文献

[1] 姜支农，田素芳，曹倩. 对EB病毒感染性肠道疾病的认识[J]. 中华炎症性肠病杂志，2019，4: 111-115.

[2] Rodríguez-Lago I, Castro-Poceiro J, Fernández-Clotet A, et al.; Young GETECCU Group. Tacrolimus induces short-term but not long-term clinical response in inflammatory bowel disease[J]. Aliment Pharmacol Ther, 2020, 51: 870-879.

[3] Pellet G, Stefanescu C, Carbonnel F, et al.; Groupe d'Etude Thérapeutique des Affections Inflammatoires du tube Digestif. Efficacy and safety of induction therapy with calcineurin inhibitors in combination with vedolizumab in patients with refractory ulcerative colitis[J]. Clin Gastroenterol Hepatol, 2019, 17: 494-501.

中国医科大学附属盛京医院

周林妍　田　丰

Case 16

PD-1 抑制剂相关性肠炎病例多学科讨论

病史汇报

患者，男性，65 岁，因"确诊膀胱恶性肿瘤 2 年，免疫治疗 2 周期后，腹泻 2 周"于 2021 年 5 月就诊。

▶ **现病史**

2019 年 5 月，患者在无明显诱因下出现无痛性全程血尿，无尿频、尿急等不适；至外院就诊行膀胱镜检查，考虑膀胱肿物，行"膀胱恶性肿瘤电切术"。术后病理示：尿路上皮癌。术后予以吉西他滨 1.8g（第 1 和 8 天）＋卡铂 0.5g（每 3 周重复，共完成 4 个周期），治疗中出现 3 度恶心、3 度呕吐、3 度白细胞计数减少和 2 度乏力，因耐受性差而停止化疗。后定期复查。

入院 8 个月前，患者再次因无痛性全程血尿就诊，行"经尿道膀胱肿物切除术"（术中具体情况不详）。术后病理示（膀胱）低级别尿路上皮癌。术后予以膀胱灌注治疗（具体用药和剂量不详）。

入院 6 个月前，患者因双侧肾积水行双侧输尿管镜检查、右侧输尿管肿物活检术、左侧输尿管支架管置入术。右输尿管肿物活检病理：低级别乳头状尿路上皮癌。告知家属存在右肾根治切除的机会，但右肾切除后，左肾可能代偿不足而需长期透析治疗，家属商议后拒绝手术以及常规化疗。

入院 5 个月前，患者开始使用替雷利珠单抗 200mg，每 21 天 1 次，共治疗 2 个周期，末次使用时间为 2021 年 2 月 18 日。末次使用替雷利珠单抗后 10 天，患者开始出现黑便、腹泻，后为脓血便，伴有下腹部疼痛，每日 7～10 次。当地医院肠镜检查（见图 16-1）提示：进镜 90cm 至回肠末端，可见回肠末端、盲肠、升结肠、降结肠、乙状结肠及直肠黏膜充血、水肿、糜烂，局部浅溃疡形成，表面有脓性分泌物附着。病理提示慢性活动性炎症伴微脓肿形成及糜烂。泌尿科予以泼尼松龙 20mg 口服 3 天，未见好转；改为甲泼尼龙 40mg qd 静滴 3 天，患者腹泻症状略有好转；后用甲泼尼龙 80mg qd 静滴 3 天，症状明显好转。出院后，患者口服泼尼松 10mg tid，14 天；后改为 10mg bid，14 天。后患者自行停止糖皮质激素口服治疗。

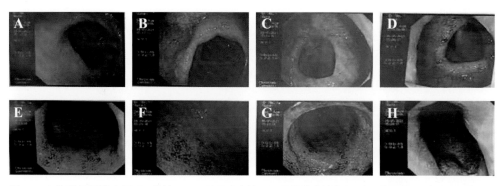

图 16-1　外院肠镜检查提示：进镜 90cm 至回肠末端，可见回肠末端（图 A）、盲肠（图 B）、升结肠（图 C）、降结肠（图 D）、乙状结肠（图 E）及直肠（图 F，G）黏膜充血、水肿、糜烂，局部浅溃疡形成，表面有脓性分泌物附着。图 H 为肛管

入院前两周，患者再次出现腹泻，大便不成形，呈黄褐色稀水样，每日约 7～10 次，伴有下腹部疼痛，不伴有发热、寒颤。在我院行肠镜检查（见图 16-2）提示：进镜 80cm 到达回盲部，回盲部至肛门口全大肠呈弥漫性黏膜粗糙糜烂，血管纹理消失，未见溃疡。为进一步诊治，收入院。

自发病以来，患者精神、食欲、睡眠尚可，体重无显著变化。

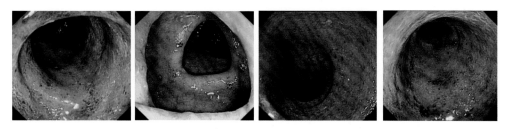

图 16-2　在我院行肠镜检查提示：进镜 80cm 到达回盲部，回盲部至肛门口全大肠呈弥漫性黏膜粗糙糜烂，血管纹理消失，未见溃疡

▶ **既往史**
患者既往体健，否认外伤、手术史、输血史，否认食物药物过敏史。

▶ **入院体格检查**

T 36.3℃，P 80 次/分钟，R 18 次/分钟，BP 112/72mmHg。神志清，全身浅表淋巴结无肿大。面部无皮疹。双肺呼吸音清，未及干湿啰音。心律齐，无病理性杂音。腹平坦，下腹轻压痛，无反跳痛，肝、脾肋下未及，移动性浊音（－），双下肢无水肿。

▶ **辅助检查**

2021 年 5 月行化验：血常规 WBC 9.28×10^9/L，N% 81.9%；便培养：大肠埃希菌 100%，未检出志贺、沙门、耶尔森菌，致病性大肠杆菌血清学分型阴性；肝肾功能：ALB 35g/L，AST 12U/L，ALT 11U/L，TBIL 11μmol/L，UREA 8.7mmol/L，CRE 151μmol/L；淋巴细胞亚群分析：淋巴细胞总数 CD45$^+$928/μL，CD3$^+$78%，CD3$^+$CD4$^+$345/μL，CD3$^+$CD8$^+$395/μL。

后续治疗

患者入院后开始予以甲泼尼龙 80mg，连用 7 天，腹泻症状明显好转；后将甲泼尼龙减量至 40mg qd，静滴 7 天后，甲泼尼龙逐渐减量，腹泻控制良好；甲泼尼龙 8mg 口服 1 个月后复查肠镜（见图 16-3），回盲部、升结肠、横结肠、降结肠、乙状结肠和直肠膜光滑，色泽正常，血管清楚。病理提示黏膜慢性炎症。疗效评估疾病控制稳定。

再次建议患者化疗，患者家属拒绝，考虑既往 PD-1 抑制剂治疗有效，建议免疫治疗重启。患者在口服甲泼尼龙 8mg qd 的基础上于 2021 年 8 月 21 日免疫检查点抑制剂（immune checkpoint inhibitors，ICIs）信迪利单抗重启（信迪利单抗 200mg）。

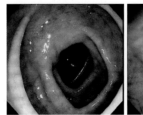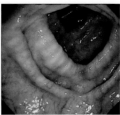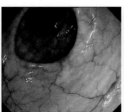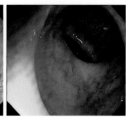

图 16-3　患者甲泼尼龙治疗后肠镜复查：回盲部、升结肠、横结肠、降结肠、乙状结肠和直肠膜光滑，色泽正常，血管清楚

影像科意见

CT平扫（见图16-4）显示降结肠、乙状结肠及直肠肠壁均匀轻度增厚，肠周脂肪密度未见增高，无系膜血管增多，无淋巴结增大。以上特点可与溃疡性结肠炎相鉴别，整体不考虑溃疡性结肠炎。

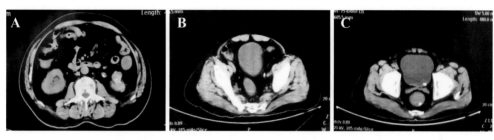

图16-4 CT平扫显示降结肠、乙状结肠及直肠肠壁均匀轻度增厚，肠周脂肪密度未见增高，无系膜血管增多，无淋巴结增大

病理科意见

患者在我院有两次肠镜活检（见图16-5）。第一次肠镜活检：（升结肠及直肠）黏膜慢性炎症伴急性炎症反应，隐窝结构轻度改变，可见隐窝炎，偶见隐窝脓肿，腺体轻度非典型增生。形态上与溃疡性结肠炎有相似之处。第二次肠镜活检：（结肠，进镜70cm）黏膜组织未见显著病理改变，仅见固有层内散在少许淋巴细胞和浆细胞浸润，隐窝结构规则。两次活检间隔2月余，黏膜状况显著改善，故不支持炎症性肠病的诊断。

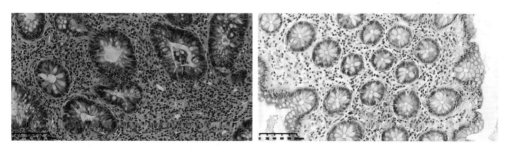

图16-5 图A（HE染色，×200）：第一次活检（升结肠及直肠）黏膜组织呈慢性炎症伴急性炎反应，隐窝结构轻度改变，可见隐窝炎，偶见隐窝脓肿，腺体轻度非典型增生。图B（HE染色，×100）：（结肠，进镜70cm）黏膜组织未见显著病理改变，仅见固有层内散在少许淋巴细胞和浆细胞浸润，隐窝结构规则

免疫检查点抑制剂相关性结肠炎病理改变主要包括：溃疡形成，轻微的上皮改变，上皮细胞凋亡增加，隐窝炎及隐窝脓肿形成。在鉴别诊断上，注意与CMV、EBV和肠结核等相关鉴别。本例有肠黏膜炎性反应，尤其有较明显的嗜中性粒细胞浸润，但未发现免疫检查点抑制剂相关性结肠炎典型病变，如上皮细胞凋亡增加。建议必要时可检测CD4$^+$和CD8$^+$T淋巴细胞数量及比例，进而辅助评估免疫治疗反应。

后续随访

随访过程中（末次随访2022年12月27日），患者未再出现腹泻等不适。该患者在继续免疫治疗中，随访监测免疫相关不良反应。

总 结

抗PD-1单药等免疫检查点抑制剂相关腹泻在整体免疫相关不良反应中的发生率约为2.88%，整体发生率不高。在诊断上，该病需要与包括溃疡性结肠炎在内的炎症性肠病相鉴别。

PD-1抑制剂引起的结肠炎以重度和广泛结肠型为主，临床表现为腹泻，可伴有腹痛、发热，内镜下主要表现为弥漫性、连续性病变和黏膜糜烂，可伴有不规则溃疡，病理活检可见隐窝炎和隐窝脓肿，偶可伴有萎缩、凋亡改变。免疫相关结肠炎破坏肠道屏障，可合并机会性感染。该患者在首次使用PD-1抑制剂第5周出现腹泻，肠镜检查和病理检查支持免疫检查点抑制剂相关腹泻。

在治疗上，中、重度免疫检查点抑制剂结肠炎治疗以糖皮质激素为主；糖皮质激素控制不佳，需要生物制剂治疗。该患者在初次应用糖皮质激素治疗后症状好转，但是在自行停止治疗后再次出现严重腹泻。应用糖皮质激素治疗后，规律调整剂量，腹泻控制良好。在充分控制腹泻后，免疫检查点重启治疗后未再出现腹泻。

因此，对于在应用PD-1抑制剂治疗过程中或治疗结束后出现腹泻，尤其腹泻次数比较多的情况，若应用常规治疗（收敛剂蒙脱石散、调节肠道菌群等）不见好转，一定要第一时间考虑PD-1抑制剂相关免疫性肠炎的可能，及时联系消化内镜检查，明确肠道大体改变，同时取病理协助诊断。

参考文献

[1] Baxi S, Yang A, Gennarelli RL, et al. Immune-related adverse events for anti-PD-1 and anti-PD-L1 drugs: systematic review and meta-analysis[J]. BMJ, 2018, 360: k793.

[2] 谭蓓，王汉萍，李玥，等. 免疫检查点抑制剂相关结肠炎八例临床特征分析[J]. 中华消化杂志，2021，41（5）：330-335.

[3] 汪龙，王莉，周宁宁，等. 免疫检查点抑制剂致结肠炎的研究进展[J]. 中国新药与临床杂志，2019，38（3）：6.

[4] 谭蓓，唐颢，任新渝，等. 抗程序性死亡受体1相关性结肠炎临床特征和肠道菌群分析[J]. 中华内科杂志，2020，59（11）：887-893.

天津医科大学总医院肠病管家团队

秦　琼　赵　新　宋文静

钟殿胜　曹晓沧

Case 17

以出血为主要表现的克罗恩病病例多学科讨论

患者，男性，公司职员，38岁。

2005年，因"咽痛、发热、关节痛"被诊断为"成人Still病"，治疗7～8个月。

2008年5月，转移性右下腹痛，考虑阑尾炎，行阑尾切除术；术后第2天出现发热；术后第3天出现下腹痛，腹膜炎体征（＋），进行剖腹探查术。术中见距盲肠50cm回肠节段性肠炎表现（局部水肿、肉芽组织形成、肠壁增厚），伴穿孔（约5mm）。切除病损回肠约20cm行病理检查。病理提示：（阑尾）慢性阑尾炎急性发作；（回肠）黏膜层至浆膜层大量中性粒细胞、淋巴细胞浸润，间质内血管扩张出血。出院后未做进一步处理。

2010年7月起，患者出现反复脐周痛，大便2～3次/天，体温37.5～38℃，伴有腰背痛。胃镜提示浅表性胃炎，抗炎后未进一步治疗。

2011年1月，患者出现肛周肿痛。肠镜提示（见图17-1）：回肠末端2个对吻纵行溃疡；肠道MRE：下腹部、盆腔多节段小肠病变；小肠镜提示（见图17-2）：小肠克罗恩病。

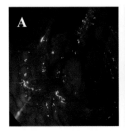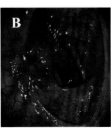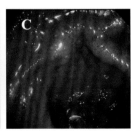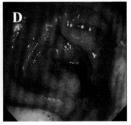

图17-1 肠镜显示回盲部可见溃疡，部分延系膜侧分布，考虑克罗恩病表现，部分慢性化。图A和B：回盲部。图C和D：回肠末端

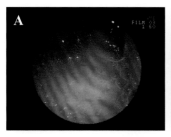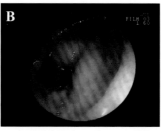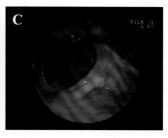

图 17-2　2011 年 1 月小肠镜：经肛进镜至回盲瓣上方 60cm，因局部肠腔术后成角，弯曲度过大无法进一步进镜（图 A），见回肠远端多发性纵行溃疡，局部黏膜充血、水肿伴血肿（图 B）。结直肠未见异常（图 C）

2013 年 6 月，患者有血便；Hb 94g/L；肠镜提示出血位于回盲部近端。使用甲泼尼龙 40mg qd 静脉滴注。2013 年 10 月，加用硫唑嘌呤 50mg qd 后仍然出现黑便，因肝损而停用硫唑嘌呤；2013 年 8 月至 2014 年 9 月，给予英夫利昔单抗（0.3g）期间无出血，但在 9 次英夫利昔单抗后输注过程中，患者出现眼睛红肿、狼疮样抗体阳性而停用。2014 年 7 月，加用氨甲蝶呤 15mg qw，至 2015 年 6 月再次出现便血。

影像科意见

2015 年 6 月，CTE（见图 17-3）提示末端回肠及远段回肠节段性病变，病变整体较为局限。

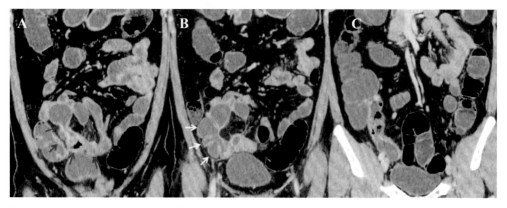

图 17-3　2015 年 6 月 CTE 提示末端回肠及远段回肠节段性病变（红色箭头），系膜少许渗出，假憩室形成（白色箭头），病变呈现慢性化为主，局部活动可能

外科意见

患者反复出血的原因可能与基础疾病相关，目前无急诊手术指征，并且存在一定的术后再出血可能。患者已经接受 2 次手术治疗，再次手术需要慎重。

消化科再次内镜

肠镜（见图 17-4）提示回盲瓣溃疡，同时末端回肠近回盲部有活动性渗血表现，病变整体较为局限，位于末端回肠、回盲部较为邻近的部位。

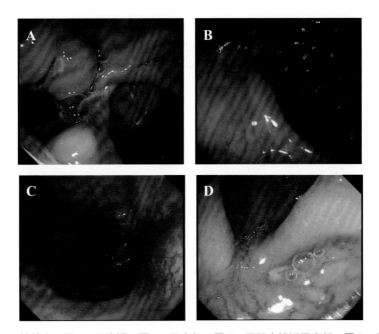

图 17-4　肠镜检查。图 A：回盲瓣。图 B：回盲部。图 C：回肠末端近回盲部。图 D：回肠末端

患者术后改变，出血范围和面积不甚明确。加沙利度安 50mg qd（10 天后因肺炎停药）；2015 年 12 月，因患者恶心难忍，停用氨甲蝶呤，加沙利度安 50mg bid，1 个月后因头晕停药。换用他克莫司 2.5mg bid，因 EBV IgM 1.14 阳性，停药。在等待重启他克莫司过程中，2016 年 10 月发生血便，复查肠道 CTE。

影像科意见

2016年10月肠道CTE（见图17-5）：病灶部位与2015年大致相仿，部分病灶似乎略有好转，但末端回肠存在可疑的小溃疡（白色虚箭头）。

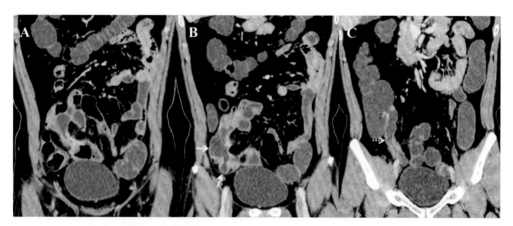

图 17-5　2016 年 10 月肠道 CTE：病灶部位还是局限于末端回肠既往部位附近，末端回肠存在可疑小溃疡（白色虚箭头），局部有肠腔狭窄（红色箭头）并且伴有部分肠道扩张（白色箭头）

消化科意见

患者未见明显好转，但拒绝手术，拟加他克莫司，但因ANA、ds-DNA持续阳性，先给予甲泼尼龙40mg qd。2016年11月，血便后休克，急诊DSA：回盲部造影剂聚集，未见活动性出血。肠镜（见图17-6）提示出血部位可能仍位于回盲部。

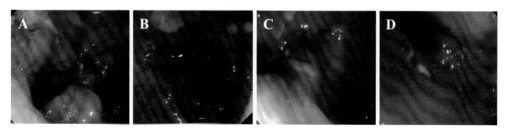

图 17-6　2016 年 11 月肠镜检查。图 A：回盲瓣。图 B 和 C：回盲部。图 D：回肠末端

外科意见

患者急诊DSA示回盲部造影剂聚集，还是考虑回盲部存在一定的血管问题，建议急诊手术。故予以心脏按压、升压等处理后，转外科急诊行"小肠部分切除＋复杂肠粘连松解术"。术中所见：全腹腔粘连严重，自末端回肠8cm处小肠纠集粘连成团，肠壁充血水肿，肠腔扩张，肠腔黏膜层可见多发纵行溃疡，直径1.5cm。

病理科意见

患者外科手术标本病理检查（见图17-7）符合克罗恩病，有裂隙状溃疡。

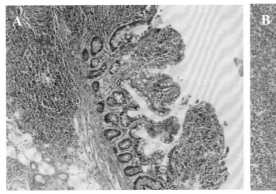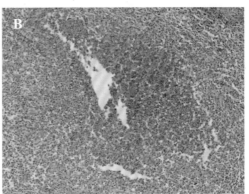

图17-7 术后病理：炎症累及黏膜全层，可见裂隙状溃疡，符合克罗恩病病理特征表现

后续随访

2018年1月，患者再次发生血便，Hb 97g/L，CRP 0.33mg/L，ESR 7mm/h。CTE（见图17-8）：回盲部术后改变，吻合口未见明显异常，盆腔部分小肠肠壁稍增厚，相应细末小血管增生伴多发淋巴结，考虑克罗恩病所致。

止血成功后维持他克莫司治疗，仍然时有少量出血。

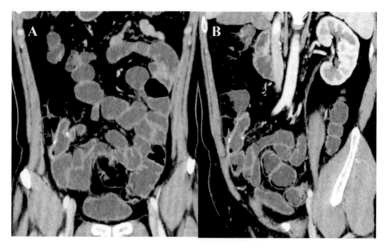

图 17-8　CTE 显示回盲部可见手术后改变（红色箭头），部分细末小血管增生

总　结

　　该患者为年轻男性，既往有成人 Still 病病史，病程中以小肠出血为主要表现，多种免疫抑制剂应用无效或因不良反应而无法耐受。用药过程中生物制剂有效，但患者在输注过程中出现眼睛红肿、狼疮样抗体阳性。克罗恩病中的血管因素是导致出血的重要原因。内科治疗首要考虑激素和英夫利昔单抗，其余药物效果不明确，必要时需要外科介入。

参考文献

[1] Yoon J, Kim DS, Kim YJ, et al. Risk factors and prognostic value of acute severe lower gastrointestinal bleeding in Crohn's disease[J]. World J Gastroenterol, 2021, 27(19): 2353-2365.

[2] Kim DS, Yoon J, Kim YJ, et al. Risk factors for rebleeding in Crohn's disease patients with acute severe lower gastrointestinal bleeding: With special reference to the role of anti-tumor necrosis factor therapy[J]. J Gastroenterol Hepatol, 2021, 36(9): 2455-2462.

上海交通大学医学院附属仁济医院

朱明明　沈　骏

Case 18

隐源性多灶性溃疡狭窄性小肠炎病例多学科讨论

消化科病史汇报

患者，男性，48岁，因"阵发性右下腹痛20年，黑便伴晕厥"于2010年12月31日至外院就诊。查体：BMI 21.2kg/m²。实验室检查：粪便潜血试验（＋＋＋）。内镜检查（2011年1月）：胃十二指肠镜、结肠镜均未见出血灶。胶囊内镜示小肠溃疡性病变出血伴狭窄，胶囊未排出（滞留回肠）。2011年1月，予以禁食、止血、制酸等对症治疗后症状缓解，胶囊内镜未排出。2011年3月，患者因左下腹阵发性隐痛，立位平片示左下腹密度增高影（见图18-1），行手术治疗（肠段切除术）。术中探查发现胶囊位于距末端回肠140cm处；回肠远近端肠管局限性增厚、狭窄。病理提示多发性溃疡＋局限性炎症改变，疑似克罗恩病。予以美沙拉秦（4g/d）维持，患者黑便无再发作，但不规律性右下腹阵发性绞痛（进食后加重）始终未改善。2014年11月，患者因"大量食樱桃后持续性黑便"再次就诊，入院后实施肠道CT提示小肠多发狭窄，考虑克罗恩病可能，遂予以对症治疗。

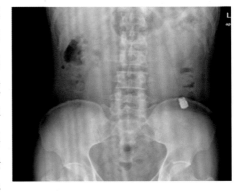

图18-1 立位平片示左下腹密度增高影，考虑胶囊滞留

后续治疗

自 2014 年 11 月起，外院对该患者按克罗恩病进行治疗，予以泼尼松20～30mg qd 2 个月后，Hb 降至 80g/L，回肠末端溃疡。2014 年 12 月－2015年 3 月，予以生物制剂英夫利昔单抗 300mg 连续 4 次。又经中医治疗一年，2015 年，Hb 54g/L。2016 年，急诊输血 5 次后，接受沙利度胺 25mg bid 治疗 2个月；2017 年 2 月，因不良反应明显而停药。

2017 年，患者因再次出现黑便，转至我院治疗，肠道CT（见图 18-2）可见回肠多发环形狭窄。进一步小肠镜检查（见图 18-3）提示：近端回肠多发环形狭窄伴溃疡。

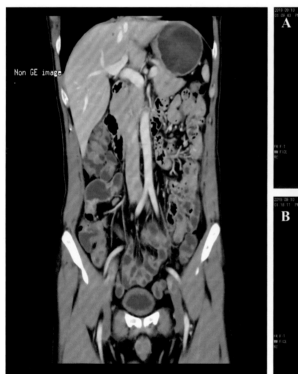

图 18-2　肠道CT可见回肠多发环形狭窄

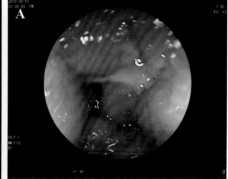

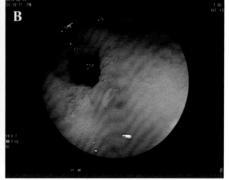

图 18-3　小肠镜见回肠多发、比邻的环形狭窄伴浅溃疡形成。图 A: 回肠第一次处环形狭窄；图 B: 回肠第二次外环形狭窄

2017年7月，因该患者病变范围局限且药物治疗无效，决定行手术治疗。术中距回盲部120→200cm见多节段性小肠环形狭窄，最近端环形狭窄距屈氏韧带460cm（见图18-4）。

术后病理科意见

手术病理：可见黏膜下层明显增厚（见图18-5）；黏膜层可见浅溃疡形成。

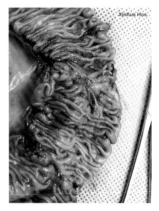

图18-4　手术切除回肠多发环形狭窄肠段

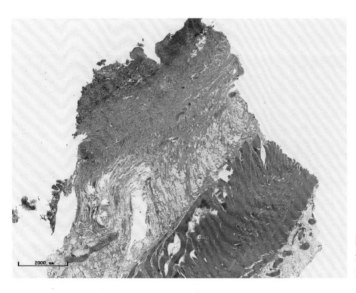

图18-5　手术切除肠段病理示黏膜下层显著增厚，黏膜层溃疡形成（HE染色，×40）

讨　论

对深部小肠环形狭窄疾病早年的诊断主要基于传统小肠影像技术、手术和胶囊内镜。近20年来，随着小肠内镜技术、现代小肠影像学的发展，对此认识和发现逐步发展。隐源性多灶性溃疡狭窄性小肠炎（cryptogenetic multifocal ulcerous stenosing enteritis，CUMSE）于1964年由法国学者Debray等首次报道，目前在全球见刊报道仅数百例。2011年，北京协和医院报道我国首例CMUSE诊断。

▶ CMUSE 的主要临床表现

CMUSE 的主要临床表现为腹痛（68.8%）、体质量下降（49.5%）、消化道出血（19.4%）和发热（15.1%）。理解 CMUSE 临床症状与内镜/影像表现的关系非常重要。CMUSE 症状反复，内镜下表现为多灶性，且相互间隔较为紧凑；消化道出血症状在内镜下可见浅溃疡；消化道梗阻症状在内镜下可见狭窄环；此外，吸收不良在影像学上可表现为小肠炎。

▶ CMUSE 的病理学主要特点

①原因不明的黏膜下层纤维组织过度增生：多种促炎因子可刺激纤维母细胞增殖，促进纤维组织形成，诸如 IL-6、TNF-α 等。这是部分患者使用激素有效、个别患者使用英夫利昔单抗有效的基础。②局限于黏膜和黏膜下层的浅溃疡形成：因黏膜下层过度增生，导致其上层组织缺血，从而形成溃疡。由此，CMUSE 溃疡仅累及黏膜和黏膜下层，而非透壁性改变，因此不会形成瘘管。但值得注意的是，病理检查并非是诊断 CMUSE 的金标准。

▶ CMUSE 的诊断

CMUSE 的诊断以综合诊断为主。①疾病史：病史长达数十年；消化道持续出血以致严重贫血；部分患者有家族史。②临床特点：反复性梗阻；慢性缺铁性贫血，以致虚弱、生长发育迟滞等；缺乏炎症指标增高及全身系统炎症表现；胃和结肠正常；无肠外表现。③影像学表现：小肠部位因多发狭窄造成的持久性梗阻。④内镜表现：环形多发狭窄，伴有浅溃疡，而狭窄周边黏膜完全正常；如使用胶囊内镜诊断，可导致胶囊滞留。⑤病理特点：溃疡仅局限于黏膜及黏膜下层；非特异性炎症表现，黏膜下层纤维化。

CMUSE 需要与其他可累及小肠的疾病鉴别，包括非甾体类抗炎药（NSAIDs）相关性肠病、SLCO2A1 基因相关性慢性小肠炎、克罗恩病等。NSAIDs 相关性肠病主要是由服用 NSAIDs 引起的小肠溃疡和狭窄，而 CMUSE 目前原因不明。SLCO2A1 基因相关性慢性小肠炎与 SLCO2A1 基因突变相关，同时可伴有肥大性骨关节炎。克罗恩病与 CMUSE 的鉴别方面，临床常见误区是将小肠多发狭窄等于克罗恩病，将小肠环形狭窄等于 CMUSE。CMUSE 的以下特征有助于与克罗恩病鉴别：缺乏临床和实验室指标的炎症表现；缺乏小肠炎症透壁性改变和溃疡；缺乏小肠组织肉芽肿性改变；不累及胃和结肠；缺乏肠外表现。

▶ **CMUSE 的治疗**

CMUSE 的治疗包括药物治疗（激素、免疫抑制剂或生物制剂）、营养、手术治疗（切除病变肠段）及内镜下治疗（狭窄切开、扩张、局部注射激素）。目前，CMUSE 治疗的困境是内科治疗效果具有不确定性：部分患者呈激素依赖表现；部分患者激素无效。手术治疗亦无法根治疾病：病变呈多灶性分布、病程反复。现今小肠内镜治疗技术突飞猛进，是否能使 CMUSE 患者获得更好的治疗方案，值得进一步研究。

▶ **CMUSE 的病因**

CMUSE 至今病因未明，可能与免疫机制异常有关：①黏膜下层各类炎症细胞浸润，纤维组织过度增生；②部分患者使用激素治疗有效，个例使用英夫利昔单抗有效。部分患者的发病与遗传因素相关：①部分患者呈现家族聚集式发病；②少数患者 PLA2G4A 基因变异。

最后，对于 CMUSE 是否实属罕见病，值得探讨。CMUSE 既往较少见刊报道，可能与以下原因有关：①深部小肠检查技术普及有限；②被误诊为其他疾病，如克罗恩病、NSAIDs 相关性小肠狭窄等。由于认识的局限性，所以目前尚缺乏 CMUSE 的流行病学资料，更缺乏对其发病率和患病率的统计。

参考文献

[1] Debray C, Besancon F, Hardouin JP, et al. Cryptogenetic Plurifocal Ulcerative Stenosing Enteritis[J]. Arch Mal Appar Dig Mal Nutr, 1964, 53: 193-206.

[2] Matsumoto T, Iida M, Matsui T, et al. Chronic nonspecific multiple ulcers of the small intestine: a proposal of the entity from Japanese gastroenterologists to Western enteroscopists[J]. Gastrointestinal Endoscopy, 2007, 66(3 Suppl): S99-S107.

[3] 舒慧君，严建华，吴东，等. 隐源性多灶性溃疡性狭窄性小肠病一例 [J]. 中华消化杂志，2011，31（5）：3.

[4] 江勇，张志广，齐凤祥，等. 隐源性多灶性溃疡性狭窄性小肠炎临床特点的汇总分析 [J]. 中华炎性肠病杂志（中英文），2018，2（1）：41-45.

上海交通大学医学院附属瑞金医院

顾于蓓

Case 19

青年女性回盲部病变伴不全梗阻病例多学科讨论

患者，女性，30岁，因"右下腹疼痛5个月，加重2周"于2021年7月5日入院。

入院前5个月，患者无明显诱因下出现右下腹胀痛，与进食无关，排便后稍好转，夜间疼痛明显，伴乏力、出汗，大便2～3次/天，成形便及不成形便交替出现，无发热、关节疼痛、皮疹，伴长期反复发作的口腔溃疡。患者于院外就诊，血常规示WBC 11.33×10⁹/L，Hb 145g/L，PLT 267×10⁹/L，N% 71.5%，CRP 9.76mg/L。全腹CT平扫考虑阑尾炎合并阑尾周围脓肿，回盲部肠管水肿。院外肠镜见回盲瓣巨大溃疡。病理提示回盲部黏膜慢加急性反应及溃疡形成，偶见隐窝炎和隐窝脓肿，未见肉芽肿；间质淋巴组织增生。为进一步诊治收入消化科。患者自本次发病以来，精神尚可，食欲正常，睡眠尚可，大、小便如常，体重未见明显下降。

▶ **既往史**

体健，否认外伤、手术史、输血史，否认药物、食物过敏史。否认吸烟饮酒史，否认免疫系统疾病史及相关家族史。

▶ **体格检查**

T 36.2℃，P 100次/分钟，R 16次/分钟，BP 110/72mmHg。神清，全身浅表淋巴结无肿大。口腔内可见散在0.5cm溃疡。双肺呼吸音清，未及干湿啰音。心律齐，无病理性杂音。腹软，右卜腹轻压痛，无反跳痛，可及5cm左右包块，肝、脾肋下未触及，移动性浊音（－）。双下肢无水肿。

▶ 辅助检查

入院后完善检查：血常规 WBC $12.66×10^9$/L，Hb 140g/L，PLT $334×10^9$/L，中性粒细胞 75.2%，淋巴细胞 18.4%，单核细胞 5.8%，中性粒细胞绝对值 $9.52×10^9$/L，淋巴细胞绝对值 $2.33×10^9$/L，单核细胞绝对值 0.73 $×10^9$/L；ESR 38mm/h；EBV IgG 抗体（＋），EBV IgM 抗体（－）；EBV DNA（＋）；粪便钙卫蛋白 269.4μg/g，CRP 3.59mg/dL；肝肾功能、肿瘤全项（－）；结核 T-SPOT 及 X-pert（－）；余非嗜肝病毒（－）；HIV（－）；免疫全项＋ANCA：IgG 1920mg/dL，余（－）。复查肠镜，回盲瓣变形水肿充血（见图 19-1）。病理（见图 19-2）回报：回盲部黏膜慢性炎症伴急性炎反应，固有层灶性淋巴组织增生。

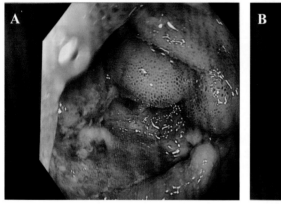
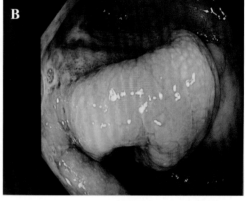

图 19-1　肠镜检查。图 A、B 均展示回盲瓣，可见回盲瓣变形水肿充血，伴溃疡形成，表面附着白苔

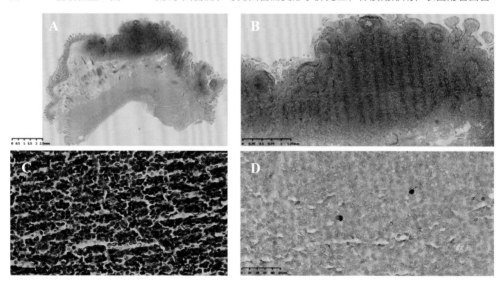

图 19-2　回盲部术后病理。图 A（HE 染色，×40）：回盲部黏膜、黏膜下层及浅肌层淋巴组织显著增生伴淋巴滤泡形成，局部以滤泡间区增生为主，滤泡结构欠清晰，表面溃疡形成，溃疡周边黏膜隐窝结构尚规则；图 B（HE 染色，×100）和图 C（HE 染色，×200）：淋巴组织显著增生；图 D（原位杂交，×200）：原位杂交 EBER 偶见阳性细胞

影像学意见

腹部CTE（见图 19-3）：腹部回肠末端、回盲瓣、邻近盲肠及升结肠起始部壁增厚，浆膜面清晰，明显强化。末段回肠受累长度约为 2.5cm。盲肠及升结肠受累部分以系膜侧为著。以上表现与克罗恩病表现相似。

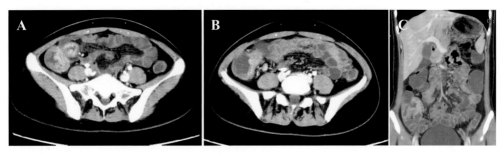

图 19-3　腹部 CTE 见回肠末端、回盲瓣、邻近盲肠及升结肠起始部壁增厚，浆膜面清晰，明显强化。图 A 和图 B：末端回肠及回盲部；图 C：冠状面重建图像

本例患者的影像学表现有以下几点需要注意：①病变受累肠管与正常肠管间分界清晰，不符合炎性病变的影像学表现；②肠外表现相对较轻，缺乏病灶周围脂肪密度增高、系膜血管增生等表现；③肠腔无狭窄，无梗阻性改变；④系膜侧多发增大淋巴结并明显强化。以上表现有助于本病与炎症性肠病的鉴别诊断。

核医学科意见

PET-CT显像：^{18}F-FDG 显像未见典型恶性肿瘤征象，右下腹回盲部考虑炎性病变可能性大，双侧颈部及右下腹肠系膜淋巴结反应性增生。病变以回盲部肠壁增厚为主且累及升结肠和末端回肠，范围较为广泛的同时，^{18}F-FDG 摄取水平增高幅度有限，与典型的结肠癌影像特点有明显不同。右下腹肠系膜区多发增大淋巴结，^{18}F-FDG 摄取水平与回盲部肠壁病变有较大差别，与典型结肠癌淋巴结转移亦有不同。双侧颈部淋巴结形态略饱满，^{18}F-FDG 代谢水平对称性增高，与上述腹部淋巴结一并考虑淋巴结反应性增生。

外科意见

该患者为年轻女性，病程 5 个月，以右下腹痛为主要表现，排气、排便后有所缓解，分析病史特点，考虑合并不全肠梗阻因素。查体可及右下腹包块，与症状部位符合。影像学检查提示回肠末端、回盲瓣、邻近盲肠及升结肠起始部壁增厚，浆膜面清晰，明显强化。肠镜检查显示巨大回盲瓣溃疡，其余部分未见明显异常。病理和 PET-CT 未见确切恶性征象提示，但囿于取材和影像学间接检查特点，仍无法完全明确病变性质。综上，患者病程较长，病变范围局限于右下腹回盲部区域，有持续性不全梗阻表现，确定性诊断困难，虽然目前无大出血、穿孔等紧急外科情况，但从缓解症状、明确诊断、指导后续诊治等多方面考虑，对有不全肠梗阻表现的孤立性回盲部病变进行外科干预有很大的价值。

后续治疗

经充分的术前讨论，并与患者沟通及多学科会诊后，为患者施行腹腔镜下回盲部切除、回肠结肠侧侧吻合（见图 19-4）。该患者手术顺利，术后恢复理想，达到治疗目的。

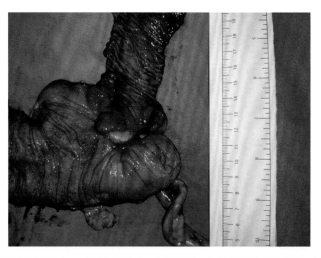

图 19-4　腹腔镜回盲部切除标本：可见溃疡形成，边缘锐利，与周围黏膜界限分明，周围黏膜充血水肿

结合病理再次多学科讨论意见

回顾该患者术前肠镜活检标本发现：（回盲部）检材见小片回肠及结肠黏膜，呈慢性炎症伴急性炎反应，结肠隐窝结构规则，小肠绒毛结构稍紊乱；固有层多发小灶性淋巴细胞浸润，局灶固有层及黏膜下层较密集淋巴组织增生伴小血管增生，增生区内淋巴滤泡结构不明显，提示淋巴组织呈现异常增生状态，但鉴于活检组织局限，不能满足免疫组化染色连续切片需求，淋巴组织增生性质（肿瘤性或反应性增生）仍存疑。在此种情形下，非常有必要与临床密切沟通，并可建议多取材再送检。

第一次多学科讨论后，手术切除回盲部肠管：回肠长 8cm、周径 3～4cm，结肠长 12cm、周径 6～9.5cm，于回盲部见一溃疡，面积 3cm×1.3cm，溃疡周边肠壁水肿，其余肠黏膜未见明显异常。显微镜下：回盲部黏膜、黏膜下层及浅肌层淋巴组织显著增生伴淋巴滤泡形成，局部以滤泡间区增生为主，滤泡结构欠清晰，表面溃疡形成，溃疡周边黏膜隐窝结构尚规则。免疫组化染色：CD20、CD3、CD21、Bcl-2 和 Ki-67 显示正常淋巴滤泡免疫结构存在，CD56（－）；原位杂交：EBER 偶见阳性细胞；未见血管炎证据。考虑 B 细胞慢性惰性淋巴增殖性疾病，待除外 EBV 相关性淋巴增殖性疾病。

术后患者自我管理放松，饮食无节制，约术后 3 个月开始出现间断性腹痛，以右下腹压痛为著，大便 2～3 次/天，为成形便，患者未予以重视。患者间断在我院消化科及普外科随诊，复查白细胞计数仍呈现轻度升高，CRP 及粪便钙卫蛋白基本正常，血清 EBV 核酸阴性。术后 1 年复查腹部 CT 平扫（见图 19-5）：横结肠起始段近吻合口区肠壁明显增厚、强化、外缘毛糙，周围脂肪间隙密度略高，并多发饱满淋巴结，建议结合临床及肠镜检查。复查肠镜（见图 19-6）提示：吻合口处肠腔狭窄，可见大片状溃疡覆白苔。病理回报：检材中见数块结肠黏膜示慢性炎症伴急性炎症反应及溃疡形成，局部隐窝结构轻度改变，偶见隐窝炎，未见隐窝脓肿，未见肉芽肿；另见小肠黏膜一块示轻度慢性炎症，小肠绒毛尚规则。予以门诊健康教育，美沙拉秦 1g qid 联合益生菌口服治疗 3 个月后，复查肠镜（见图 19-7）：吻合口处肠腔狭窄，黏膜稍发红，未见溃疡。吻合口处病理提示：（回肠）黏膜慢性炎症，局灶淋巴组织增生。

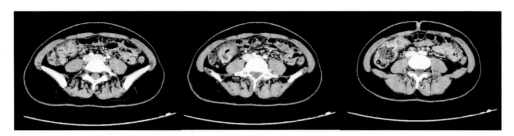

图 19-5　患者术后 1 年复查全腹增强 CT，可见横结肠起始段近吻合口区肠壁明显增厚、强化、外缘毛糙

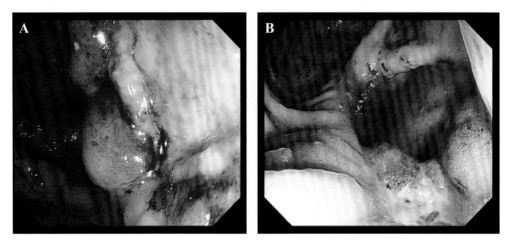

图 19-6　患者术后 1 年复查肠镜，可见吻合口处再次出现大片溃疡形成，附有白苔，伴周围黏膜充血水肿。图 A：吻合口溃疡近景图；图 B：吻合口图像

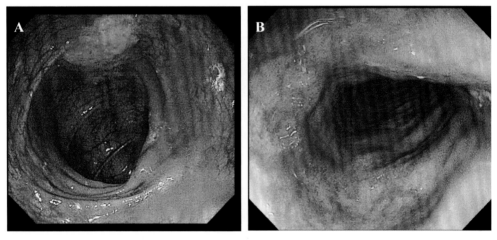

图 19-7　患者药物治疗 3 个月后复查肠镜。图 A：提示吻合口处肠腔狭窄，未再见溃疡形成，局部黏膜发红；图 B：进入小肠，所见黏膜光滑，局部稍有发红

诊　断

结合患者临床表现、多学科会诊意见、术后随访情况，最终诊断考虑未定型结肠炎，待除外回盲部淋巴组织增殖性疾病、EBV相关性淋巴增殖性疾病以及肠白塞病可能。

总　结

该患者为年轻女性，慢性起病，无免疫缺陷疾病史，主要症状为腹痛、乏力。查体可见口腔溃疡，腹部可触及肿块，无发热、外周淋巴结肿大、外阴溃疡、眼部病变、胸骨后压痛等症状及体征。实验室检查发现白细胞计数升高，以中性粒细胞比例增高为主，淋巴细胞比例及单核细胞比例基本正常；EBV DNA（＋）；结核、肿瘤、免疫相关指标（－）。影像学检查提示：回盲部、回盲瓣管壁增厚；肝大，脾大，多发淋巴结肿大。内镜检查提示回盲部溃疡性病变。组织病理提示EBV DNA（＋），淋巴细胞增殖改变。完善局部病变肠管切除后，病理提示淋巴组织增生活跃，EBER偶见阳性细胞。然而，令人意外的是，患者在术后随访过程再次出现吻合口溃疡性病变，局部隐窝结构轻度改变，偶见隐窝炎，未见隐窝脓肿，未见肉芽肿，服用美沙拉秦治疗后溃疡好转。综合以上临床线索，目前考虑未定型结肠炎，待除外回盲部淋巴组织增殖性疾病、EBV相关性淋巴增殖性疾病以及肠白塞病的可能。

所谓未定型结肠炎（indeterminate colitis，IC）是指结肠切除术后病理检查仍然无法区分溃疡性结肠炎和克罗恩病。患者为年轻女性，以腹痛为主要症状，内镜以回盲瓣、末端回肠溃疡性病变为主，影像学不典型，然而术后病理仍然无法区分溃疡性结肠炎和克罗恩病。

患者同时存在淋巴组织增生活跃，EBV核酸阳性，不能除外回盲部淋巴增殖性疾病及EBV相关性淋巴增殖性疾病的可能。B细胞慢性淋巴增殖性疾病以中老年发病为主，临床进展缓慢，多数呈惰性病程，可向侵袭性淋巴瘤转化，治疗后可缓解但难以治愈。本案例中，患者同时存在EBV组织病理学阳性，应考虑系统性慢性活动性EBV感染（chronic active EBV infection，CAEBV）的可能。CAEBV诊断要点：①持续性或复发性传单样症状（如发热、淋巴结肿大、咽喉炎、肝脾肿大、皮疹等）持续 3 个月以上；②在感染组织或外周血中检出异常的 EBV 抗体和（或）EBV 基因组，外周血或组织中 EBV DNA 载量大于 500 拷贝/mL；③受累组织或外周血中找到 EBV 感染的 T 细胞或 NK 细胞；④无明确潜在免疫异常且排除其他疾病的慢性病程。EBV 是双链 DNA 病毒，主要感染 B 细胞和咽部上皮细胞，也可感染 NK 和 T 细胞，可导致传染性单核细胞增多症、Burkitt 淋巴瘤等多种良恶性淋巴增殖性疾病（lymphoproliferative disorders, LPD）。EBV 相关淋巴增殖性疾病涵盖多种疾病类型的疾病谱，是 EBV、宿主免疫功能状况和遗传易感性及多种环境因素相互作用的结果。EBV 相关淋巴增殖性疾病严重危害人类健康，尤其 EBV 相关 T/NK 细胞淋巴瘤、噬血细胞综合征，病情进展迅速，预后凶险，患者病死率很高。目前，人们对 EBV 相关淋巴增殖性疾病的诊断和治疗缺乏足够的认识，导致这类疾病易发生漏诊、误诊及延迟诊断，临床预后差。

此外，需要我们重点鉴别的疾病为肠白塞病（又称贝赫切特综合征）。白塞病是一种病因未明的，以口腔溃疡、外阴溃疡、眼炎及皮肤损害为临床特征的慢性疾病，病理本质是血管炎。累及肠道的白塞病即被称为肠型贝赫切特综合征。肠白塞病最常见的症状为腹痛，其次为腹泻。肠白塞病的典型结肠镜下表现为圆形或类圆形的深溃疡、火山口样溃疡，溃疡边缘清晰，呈单发或多发，多发数量＜5 个且互相不融合，其中最典型的表现是回盲部边界清晰的单个巨大溃疡。结肠镜下典型的溃疡特征是诊断和鉴别诊断肠白塞病的重要依据之一。内镜黏膜活体组织检查和手术病理发现血管炎是肠白塞病确诊的部分依据，但不建议作为诊断的必要条件。病理提示溃疡处可见大量炎症细胞浸润，溃疡底部肠壁可见数量不等的炎症细胞浸润，甚至可见透壁性炎，但病变范围局限。血管炎改变常位于黏膜下层或浆膜层，血管周围可见大量淋巴细胞、单核细胞浸润。增生性病变为内皮细胞和外膜细胞增生，管壁增厚，严重者可见坏死性肉芽肿。另外，人白细胞抗原（human leukocyte antigen, HLA）B 族基因中的 HLA-B51 等位基因检测对肠白塞病有一定的诊断价值。目前，肠白塞病诊断标准建议为符合 2021 年中华医学会风湿病学分会发布的白塞病诊断标准，同时具有白塞病相关典型肠道溃疡。然而，本例病例虽然存在口腔溃疡以及回盲部孤立溃疡病变的特点，但是其他症状、体征、检查以及病理并没有充分的证据支持白塞病的诊断。另外，笔者检索国内外相关文献后并未找到肠白塞病同时出现淋巴组织异常增生活跃的病例报道。

其他需要鉴别的疾病还有肠结核、淋巴瘤等，在此不再赘述。

该患者目前恢复状态良好，规律予以美沙拉秦 1g qid 联合益生菌口服治疗，右下腹轻度压痛，无其他不适主诉。但需警醒的是，患者最终诊断仍然不明确，应继续随访、监测，通过多学科协作，评估疾病的未来发展趋势，改善疾病预后。

参考文献

[1] 徐卫，李建勇.《中国慢性淋巴细胞白血病/小淋巴细胞淋巴瘤的诊断与治疗指南（2018 年版）》解读 [J]. 中华血液学杂志，2018，39（5）：366-369.

[2] 沈恺，陈心传，刘霆. 以肠道病变为首发表现的成人系统性 Epstein-Barr 病毒阳性 T 细胞淋巴组织增殖性疾病 [J]. 华西医学，2013，28(6)：840-843.

[3] 董旭旸，李骥，李玥，等. 非免疫缺陷个体慢性活动性 EB 病毒感染相关性肠炎临床特点分析 [J]. 中华内科杂志，2018，57（7）：487-493.

[4] 中华医学会消化病学分会炎症性肠病学组. 炎症性肠病诊断与治疗的共识意见（2018 年，北京）[J]. 中华消化杂志，2018，38（5）：291-311.

[5] 中华医学会消化病学分会炎症性肠病学组. 肠型贝赫切特综合征（肠白塞病）诊断和治疗共识意见（2022 年）[J]. 中华消化杂志，2022，42（10）：649-658.

天津医科大学总医院肠病管家团队

林　琳　赵　新　宋文静

刘　刚　陈秋松　曹晓沧

Case 20

生物制剂治疗诱导药物相关银屑病病例多学科讨论

消化科病史汇报

患者，男，22岁，汉族，因"间断腹痛、腹泻1年余"于2020年8月28日至西京医院消化内科住院治疗。患者于2019年3月不洁饮食后出现腹泻，每日7～8次，为黄色稀水样便，无黏液脓血，伴阵发性左上腹疼痛，每次持续数分钟，可自行缓解，腹痛与进食、排便无关联，无发热、盗汗、乏力，偶有恶心、呕吐，食欲较前略有下降。遂于当地医院就诊，考虑"胃肠炎"，予以"蒙脱石散、雷贝拉唑、酪酸梭菌"等治疗后，腹痛症状减轻，食欲改善，但腹泻症状无明显改善。

2019年4月，患者开始出现发热，最高体温达38.6℃，伴有畏寒、盗汗，同时发现肛周脓肿，腹痛、腹泻症状同前。在当地医院就诊，于2019年4月18日行肛周脓肿引流术，同时胃镜发现十二指肠球部溃疡A2，予以口服"雷贝拉唑"，半月后复查，溃疡愈合。

2019年5月，当地医院肠镜检查（见图20-1）示：末端回肠条状溃疡，肠腔狭窄，诊断：末端回肠溃疡，克罗恩病？病理示：黏膜急慢性炎，可见炎性纤维素性渗出物，局灶嗜酸性粒细胞丰富，局灶可见上皮样肉芽肿样结构。当地医院予以美沙拉秦（3g/d）及静脉抗感染、护胃等对症治疗后，患者发热症状消失，腹泻、腹痛症状部分缓解；大便每日1～2次，黄色，不成形。

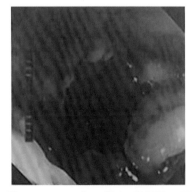

图 20-1　2019年5月29日肠镜：回肠末端条索状溃疡，肠腔狭窄

为进一步治疗，患者于 2019 年 6 月就诊于北京协和医院。腹部增强CT示：末端回肠及盆组小肠节段性肠壁增厚，黏膜异常强化，炎性肠病可能性大。病理切片会诊：炎性渗出物及少许肠黏膜组织显急性及慢性炎，可见上皮样组织细胞、淋巴细胞、浆细胞、中性粒细胞及嗜酸性粒细胞浸润，未见多核巨细胞，特染未找到病原菌。特染结果：PAS 染色（－），六胺银（－），抗酸 -TB（－）。肠道 B 超（见图 20-2）：末端回肠及盆组小肠节段性肠壁增厚，诊断考虑克罗恩病可能，但需警惕结核。与患者协商后，暂先行抗结核 4 联治疗（利福平、异烟肼、吡嗪酰胺、乙胺丁醇）。抗结核治疗 3 个月后，患者症状稍有缓解后自行停药。

2020 年 8 月，患者进食冰冷饮品后再次出现腹泻，每日 4～5 次，黄色稀水样便，无黏液及脓血，伴有阵发性腹痛，便后疼痛缓解，食欲缺乏，伴口腔溃疡，无发热、盗汗、恶心、呕吐，遂入西京医院就诊。门诊肠镜示：反流性食管炎洛杉矶分类（Grade A 级），慢性浅表性胃炎。肠镜（见图 20-3）示：回肠末端可见片状黏膜凹陷，覆白苔，病变致管腔狭窄，镜身无法继续通过。病理（见图 20-4）示：（回肠末端）慢性活动性肠炎伴溃疡形成，可见个别多核巨细胞。胸部及肠道双源CT（见图 20-5）示：①回肠末端肠壁炎性增厚，肛管左侧壁肿胀，余腹腔内肠管未见异常；②胸部CT平扫未见明确病变。门诊以"回肠末端病变待查：克罗恩病？结核？肛周脓肿术后"收入消化科。

患者自发病以来，体力、食纳较差，体重下降，BMI 15.7kg/m^2。入院查体：营养不良，体形消瘦，心肺未见明显异常，腹平软，剑突下深压痛，无反跳痛，全腹未扪及异常包块，肠鸣音正常。辅助检查：ESR 23mm/h；CMV IgM、单纯疱疹病毒 Ⅱ 型 IgM（＋）；血尿便常规、肝肾功能、甲状腺功能、hsCRP、凝血功能、离子、术前感染、T-SPOT、EBV 系列、自身抗体、免疫球蛋白系列均未见明显异常。病理免疫组化结果显示：CMV（－），EBER（－）；特殊染色结果：抗酸（－）；分子病理结果：PCR未检测到结核分枝杆菌（TB）DNA。

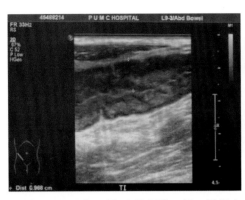

图 20-2　2019 年 6 月 20 日肠道 B 超：回肠末端肠壁增厚，约 1.0cm

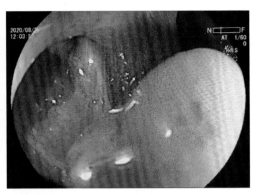

图 20-3　2020 年 8 月 25 日肠镜：回肠末端片状溃疡，伴肠腔狭窄

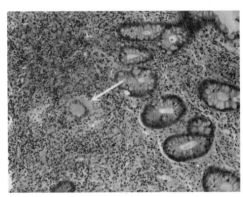

图 20-4　肠镜取样标本病理（2020 年 8 月 25 日）：慢性活动性炎，可见多核巨细胞

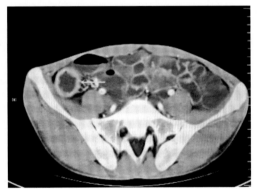

图 20-5　肠道双源 CT：回肠末端肠壁增厚

病理科意见

　　患者回肠末端溃疡，肠镜下区溃疡黏膜活检，病理光镜下可见黏膜内淋巴细胞、浆细胞、中性粒细胞浸润，腺体形态不规则，局部渗出及坏死，同时可见个别多核巨细胞、肉芽肿样结构，提示黏膜慢性活动性炎，符合克罗恩病镜下改变。

影像科意见

　　患者胸腹CT双肺清晰，肺纹理规整，未见异常组织密度影及占位性病变，无结核相关表现；肠道双源CT可见回肠末端肠壁增厚，肠壁厚约 0.8cm，黏膜强化明显，周围肠系膜血管增多，余肠管无增厚及狭窄表现，结合患者病史，考虑炎性肠病可能性大。

诊　断

克罗恩病（A2 L1 B2）。

治　疗

患者既往抗结核治疗效果不佳，病理、影像学、实验室检查均无结核证据，患者目前诊断考虑克罗恩病，治疗上给予口服激素治疗（醋酸泼尼松40mg/d，每周减量5mg；20mg后每周减量2.5mg；2020年12月2日减停）；入院实验室检查提示CMV、单纯疱疹病毒Ⅱ型IgM结果异常，予以更昔洛韦（0.25g，2次/日）抗病毒治疗，余予以护胃、补钙对症支持治疗。患者腹痛、腹泻症状缓解后出院。院外继续予以口服醋酸泼尼松，并逐渐减量。

患者3个月口服激素治疗减停后，于2020年11月30日在西京医院门诊复诊，患者无腹痛、腹泻、发热等症状，血常规、肝肾功能、ESR、hsCRP、TORCH核酸（弓形虫DNA，风疹DNA，CMV DNA，单纯疱疹病毒Ⅰ型DNA，单纯疱疹病毒Ⅱ型DNA）、艰难梭菌等检查均未见异常。肠道双源CT（见图20-6）示：直肠、乙状结肠、回肠远端节段性肠壁增厚，肠腔狭窄，右下腹脂肪爬行征，炎症性肠病可能性大。肠镜（见图20-7）可见回盲瓣变形狭窄，镜身难以通过，瓣口见半球形黏膜增生改变。患者回盲部狭窄症状较前加重，建议患者手术治疗，但患者拒绝手术治疗，与患者沟通后，患者选择转换生物制剂阿达木单抗治疗。

2021年3月30日，患者完成8次阿达木单

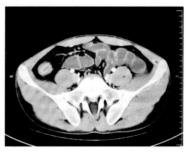

图20-6　2020年12月1日肠道双源CT：回肠末端肠壁增厚，伴狭窄

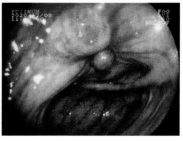

图20-7　2020年12月8日肠镜：回盲瓣狭窄，无法进镜

抗治疗后门诊复查，肠镜（见图 20-8）示：回盲瓣狭窄，镜身可通过，略远端回肠末端黏膜未见异常，回盲瓣口可见黏膜凹陷，底覆白苔，周围黏膜充血、水肿，患者回盲部狭窄较前好转，继续阿达木单抗规律治疗。

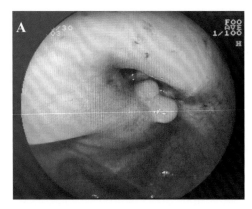
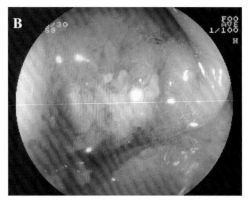

图 20-8　2021 年 3 月 30 日肠镜：回盲瓣口黏膜凹陷，伴狭窄，较前改善，镜身可通过。图 A：回盲瓣；图 B：回肠末端

但患者在 2021 年 5 月 1 日完成第 11 次阿达木单抗后，头面部、躯干及四肢出现红斑、丘疹、脱屑，伴瘙痒，当地医院考虑"银屑病"，予以"青霉素、葡萄糖酸钙、郁金银屑片、复方甘草酸苷片"治疗 10 天后，皮疹好转。

2021 年 6 月 23 日，患者返院复诊。考虑患者为抗 TNF-α 药物引起的银屑病样皮炎，根据国内外的研究结果和临床经验，建议患者中止阿达木单抗治疗，转换为乌司奴单抗治疗。患者同意转换生物制剂治疗，并于 2021 年 6 月 24 日静脉滴注乌司奴单抗 260mg。3 天后，患者再次出现皮疹；2 周后，患者全身皮肤干燥、脱屑，头皮、双侧耳后浸润性红斑、渗出、结痂，头部可见束状发，面颈部、躯干、四肢弥漫分布大小不一的红色斑疹、斑丘疹，表面干燥脱屑，境界清，部分融合成片（见图 20-9）。遂于 2021 年 7 月 9 日至我院皮肤科住院治疗。

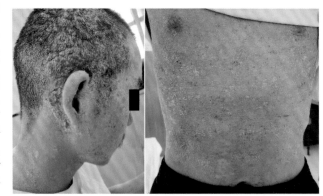

图 20-9　皮疹表现：乌司奴单抗治疗后 3 天，头部及四肢躯干弥漫皮疹

头皮及耳后分泌物细菌培养：耐甲氧西林金黄色葡萄球菌。皮肤组织活检病理（见图 20-10）：角化不全，表皮银屑病样增生，海绵水肿，可见坏死角质形成细胞，真皮浅层血管扩张、充血，血管周围少量淋巴细胞、组织细胞浸润。病理诊断：银屑病样皮炎伴海绵水肿。

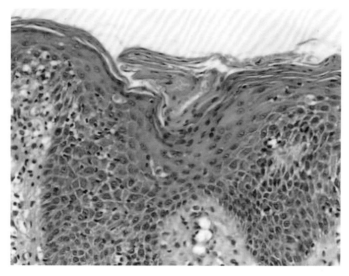

图 20-10 皮肤组织活检：表皮银屑病样增生

予以依巴斯汀片（20mg，口服，1 次/日）、卤米松乳膏（适量，躯干及四肢皮损处外用，2 次/日）、他克莫司乳膏（适量，面部皮损处外用，1 次/日）、保湿霜（适量，全身，1 次/日）、苯扎氯铵溶液（适量，头皮及耳后湿敷，2 次/日）、夫西地酸乳膏（适量，头皮及耳后外用，2 次/日）。

治疗 10 天后，患者皮疹好转后出院。外院继续予以局部药物治疗。

2021 年 7 月 30 日，患者皮疹基本痊愈（见图 20-11）。

后续随访

2021 年 8 月 2 日，患者至消化科复诊，皮疹痊愈，右下腹轻度疼痛不适，无发热、腹泻等不适，大便每日 1 次，黄色成形软便。再次予以 40mg 激素诱导缓解，逐渐减量，2022 年 2 月 21 日减停后开始维得利珠单抗维持治疗。2022 年 6 月 2 日，患者因回肠狭窄伴不全肠梗阻接受回盲部切除术，术后维得利珠单抗维持治疗。2022 年 8 月 12 日复查肠镜示回肠-结肠吻合术后改变，

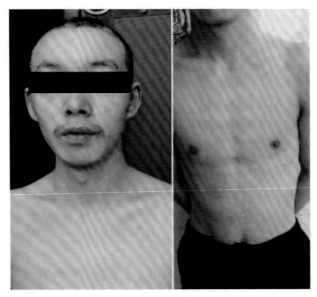

图 20-11　2021 年 7 月 30 日皮肤查体：全身皮疹痊愈

未见糜烂溃疡等病变。继续维得利珠单抗维持治疗，全身皮肤未再出现银屑病样皮疹。

总　结

　　该患者为年轻男性，主要症状为腹痛、腹泻，既往有肛周脓肿病史，曾接受 4 联抗结核治疗 3 个月，症状缓解不明显。综合西京医院肠镜、病理及肠道双源 CT 结果，患者诊断克罗恩病（A2 L1 B2）明确。予以口服激素治疗 3 个月，患者症状好转，但内镜及肠道 CT 检查提示肠道狭窄加重，遂转换阿达木单抗治疗。8 次阿达木单抗治疗后，复查肠镜，肠道狭窄较前好转治疗有效，但在完成第 11 次阿达木单抗治疗后，患者出现了银屑病样皮炎，考虑为抗 TNF-α 药物引起的，遂停用阿达木单抗，转为抗 IL-12/23 乌司奴单抗治疗。乌司奴单抗被认为是治疗抗 TNF-α 诱发的皮肤病变的有效治疗药物，且安全性较好，但该患者却出现了皮肤病变严重恶化，十分罕见。经皮肤科诊治后，患者皮疹痊愈。皮肤科建议后续使用小分子 JAK-1 抑制剂托法替布，但托法替布在我国尚无克罗恩病使用适应证，故暂时使用醋酸泼尼松诱导缓解。在没有更多选择的情况下，免疫抑制剂可能为后续维持缓解的治疗选择。生物制剂在克罗恩病患者中的使用率越来越高，也有越来越多的矛盾性不良反应被报道，皮肤病变是最常见的不良反应。因此，在生物制剂使用过程中，十分有必要进行更加密切的监控和随访。

参考文献

[1] Tillack C, Ehmann LM, Friedrich M, et al. Anti-TNF antibody-induced psoriasiform skin lesions in patients with inflammatory bowel disease are characterised by interferon-γ-expressing Th1 cells and IL-17A/IL-22-expressing Th17 cells and respond to anti-IL-12/IL-23 antibody treatment[J]. Gut, 2014, 63(4): 567-577.

[2] Lambert JLW, De Schepper S, Speeckaert R. Cutaneous manifestations in biological-treated inflammatory bowel disease patients: a narrative review[J]. J Clin Med, 2021, 10(5): 1040.

[3] Guillo L, D'Amico F, Danese S, et al. Ustekinumab for extra-intestinal manifestations of inflammatory bowel disease: a systematic literature review[J]. J Crohns Colitis, 2021, 15(7): 1236-1243.

空军军医大学附属西京医院消化内科

李小飞　陈　玲　赵宏亮

李世森　李增山　梁　洁

Case 21

表现类似溃疡性结肠炎的尖锐湿疣病例多学科讨论

患者，男性，25岁，因"腹泻、便血半年"于2018年4月2日就诊于消化内科门诊。

2017年9月，患者无诱因下出现腹泻，3～4次/日，每次量不多，渐出现便中带血，血便不混，无脓，不伴腹痛、发热。服益生菌效果欠佳。外院行结肠镜检查提示直肠多发圆形、条状浅溃疡，病理示隐窝炎。考虑"溃疡性结肠炎"。予以口服美沙拉秦1g tid及美沙拉秦栓1g qn置肛治疗，症状缓解，大便1次/日。用药2个月后停用。

2018年2月，上述症状反复，复查血常规、肝肾功能正常，T-SPOT.TB、抗核抗体、免疫球蛋白定量、补体均正常，ESR 5mm/h，CRP＜1mg/L。复查结肠镜：回盲瓣片状浅溃疡，结肠多发丘状隆起，直肠炎性改变。病理：（回盲部）重度急性炎及坏死、伴溃疡形成，（结肠）淋巴细胞聚集，（直肠）急性炎及坏死。再次予以口服美沙拉秦1g tid，症状无改善，为进一步诊治来北京协和医院门诊。

既往：对牛奶、猫毛过敏。个人史、家族史无殊。

查体：心肺腹查体均未见明显异常。

我院门诊完善常规检查，血常规、肝肾功能、CRP、ESR正常，炎症性肠病抗体谱阴性。结肠镜（见图21-1）检查：回盲部黏膜光滑，距肛门20cm以远乙状结肠远端、直肠黏膜散在充血糜烂灶，周边黏膜血管纹理清晰，可见弥漫分布淋巴滤泡样粗颗粒隆起。直肠反转内镜（见图21-2）观察肛管可见多发疣状隆起，部分呈簇状分布，色略白。

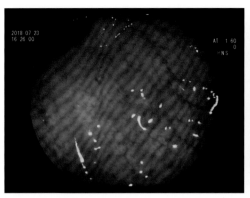 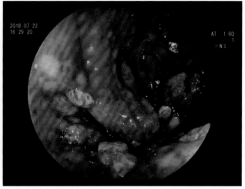

图 21-1 直肠可见点状糜烂灶

图 21-2 直肠反转内镜观察肛管可见多发疣状隆起，部分呈簇状分布，色略白

病理科意见

患者结肠、直肠、肛管多部位黏膜活检病理（见图 21-3）示：乙状结肠黏膜隐窝结构规则，局灶活动性炎；直肠黏膜未见诊断性异常；肛管鳞状上皮显急性及慢性炎，鳞状上皮增生，可见凹空细胞，符合尖锐湿疣。

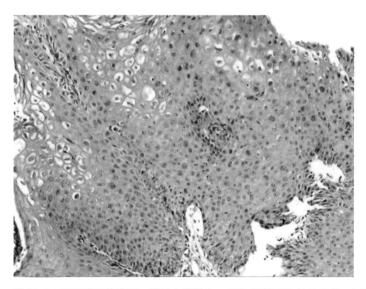

图 21-3 肠黏膜活检病理：鳞状上皮增生，可见凹空细胞（HE 染色，×200）

后续随访

患者至当地皮肤科及性传播疾病门诊就诊，失访。

总　结

该患者为年轻男性，慢性病程，临床主要表现为腹泻、便血，无腹痛、发热等全身症状；炎症指标正常；经结肠镜提示直肠灶性炎症及肛管疣状隆起；病理检查可见凹空细胞，符合尖锐湿疣诊断。

尖锐湿疣（condylomata acuminata，CA）也称肛门生殖器疣，是由人乳头瘤病毒（human papilloma virus，HPV）引起的常见性传播疾病。约 90% 的尖锐湿疣病例中可以检测到 HPV6 和（或）HPV11。在性行为活跃的人群中，HPV 的 DNA 患病率约为 50%，潜伏期平均为 3 个月。大多数情况下，根据性接触史或配偶感染史，结合体格检查可诊断尖锐湿疣：外部尖锐湿疣通常表现为外生殖器、肛周皮肤、会阴或腹股沟的单一或多个柔软、光滑或乳头状丘疹、斑块、乳头样或菜花样赘生物。患者可能同时发生生殖器区域和肛周皮肤感染，体格检查还应评估可能提示共存性传播疾病的其他临床体征，如溃疡、水疱或异常分泌物。

尖锐湿疣也可发生于肛管，通常表现为小的平顶状至球状丘疹，通常在齿状线的远侧。患者可出现便鲜血或暗红色血，伴肛门疼痛，可被误诊为溃疡性结肠炎。只要在可见肛门区域出现疣体，怀疑肛管受累，即应行肛门镜或结肠镜检查。如果不能确诊，应进行活检。苏木精-伊红（hematoxylin-eosin，HE）染色显示尖锐湿疣的主要组织学特征是乳头瘤样增生、"凹空细胞"现象（有增大、不规则核的多个空泡细胞）和血管扩张。

本病例提示：①对于直肠炎症性疾病，需警惕感染性炎症，特别是性传播疾病，如 HPV 感染、衣原体感染等，可能被误诊为溃疡性结肠炎。对于内镜下表现不典型、临床症状不典型的直肠炎症患者，应对感染性疾病进行鉴别诊断。②对于直肠病变，应强调常规行直肠的内镜下翻转观察。另外，减慢直肠、肛管的退镜速度，避免遗漏直肠远端和肛管病变。

参考文献

[1] Tchernev G. Sexually transmitted papillomavirus infections: epidemiology pathogenesis, clinic, morphology, important differential diagnostic aspects, current diagnostic and treatment options[J]. An Bras Dermatol, 2009, 84: 377.

[2] Cone MM, Whitlow CB. Sexually transmitted and anorectal infectious diseases[J]. Gastroenterol Clin North Am, 2013, 42(4): 877-892.

[3] 吴开春，梁洁，冉志华，等. 炎症性肠病诊断与治疗的共识意见（2018年·北京）[J]. 中华炎性肠病杂志，2018（3）：173-190.

北京协和医院

羽　思　李　玥

Case 22

克罗恩病? 肠结核? 病例多学科讨论

消化科病史汇报

患者，男性，32 岁，因"间断腹泻 6 个月"于 2018 年 4 月入院。

▶ **现病史**

患者 6 个月前无明显诱因下出现腹泻，严重时约 10 次/天，轻时 3～4 次/天，便中无黏液及脓血。患者因上述症状反复就诊于外院，诊断"急性肠炎"。予以抗感染治疗后，症状可缓解，但腹泻症状仍反复出现，遂就诊于盛京医院门诊。行肠镜检查提示"克罗恩病?"并收入消化科治疗。

患者病来精神状态可，无发热，无盗汗，无咳嗽、咳痰，无恶心、呕吐，无腹痛、腹胀，进食可，睡眠可，无尿频、尿急、尿痛。近期体重无明显变化。

▶ **既往史**

乙肝病史 16 年；肛周脓肿术后 2 年。

▶ **专科查体**

腹软，无压痛，无反跳痛及肌紧张，肝脾肋下未触及，墨菲（Murphy's）征阴性。肝肾区无叩击痛，移动性浊音阴性。肠鸣音约 4 次/分钟。双下肢无水肿。

▶ **辅助检查**

T-SPOT检查A抗原 70U，B抗原 78U，结果为阳性。ESR 87mm/h。CRP 107mg/L。

结肠镜（见图 22-1）进镜抵达回肠末端 5cm，回肠末端黏膜散在充血糜烂，回盲部及全大肠黏膜节段性分布多发大小不一的溃疡、糜烂，表面苔不洁，周围黏膜增生不平，并散在息肉样隆起。

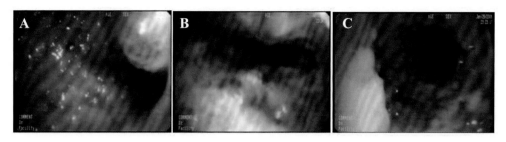

图 22-1　2018 年 4 月 25 日结肠镜：（图 A～图 C）进镜抵达回肠末端 5cm，回肠末端黏膜散在充血糜烂，回盲部及全大肠黏膜节段性分布多发大小不一的溃疡、糜烂，表面苔不洁，周围黏膜增生不平，并散在息肉样隆起

结肠镜病理（见图 22-2）：肠黏膜炎症改变，黏膜腺体无异型，间质淋巴细胞、嗜酸性粒细胞、少量浆细胞浸润。

胸部 CT（见图 22-3）：双肺多发病变，考虑为继发型肺结核空洞形成伴肺内播散。胸椎结核并椎旁冷脓肿形成？

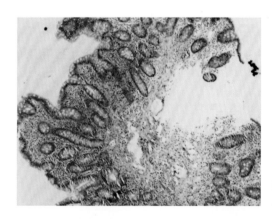

图 22-2　结肠镜黏膜病理：肠黏膜炎症改变，黏膜腺体无异型，间质淋巴细胞、嗜酸性粒细胞、少量浆细胞浸润（HE 染色，×200）

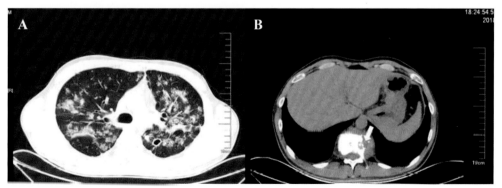

图 22-3　2018 年 4 月 26 日胸部 CT。图 A：双肺多叶段可见不规则斑片状、腺泡结节影，可见多发空洞形成，边缘稍模糊，双侧胸膜不规则增厚，考虑为继发型肺结核空洞形成伴肺内播散。图 B：胸椎结核并椎旁冷脓肿形成？

初步诊断

结肠溃疡；克罗恩病？肠结核？

胸科医院意见

经胸科医院会诊，诊断为继发性肺结核合并胸、腰椎结核，合并肠结核可能性大，建议至专科医院行系统性抗结核治疗。

随 访

经系统性抗结核治疗后，患者腹泻症状完全缓解，体重明显上升。

明确诊断

肠结核。

总 结

该患者肠道溃疡呈现节段性分布特点，易被误诊为克罗恩病。肠结核虽以回盲部溃疡最常见，但据文献报道，有19%～26%的肠结核病变呈现节段性分布。因此，总结肠结核特点，以便与克罗恩病相互区分，是非常重要的。

结核患者多以厌食、乏力为主要临床表现。肠结核患者多数有肠外活动性结核；肠道受累部位以回盲部最常见，其次为升结肠，乙状结肠和直肠受累最少见；内镜下多表现为回盲瓣口固定开放，溃疡多为环形；病理可见肉芽肿，直径＞400μm；实验室检查提示PPD强阳性，结核感染T细胞斑点试验呈现高滴度；影像学可见淋巴结环形强化/钙化；经诊断性抗结核治疗有效。

克罗恩病患者病程相对较长，可表现为全消化道病变及肛周病变，直肠和乙状结肠受累不少见，可伴有肠外表现；内镜下表现为多节段病变，溃疡为纵行，呈现鹅卵石样外观；实验室检查结核感染T细胞斑点试验结果为阴性，可有贫血或血小板水平升高；影像学检查可见梳状征或系膜侧肠壁增厚。

本病例提示肠结核的内镜下病变表现形式多样化、不典型，节段性分布的肠道溃疡不一定是克罗恩病，也可能是肠结核。活动性肺结核是肠结核最具诊断价值的依据，在做出确切诊断前，应尽早排查肺CT以帮助诊断。

参考文献

[1] Choi EH, Coyle WJ. Gastrointestinal tuberculosis[J]. Microbiol Spectr, 2016, 4(6).

[2] Lamb CA, Kennedy NA, Raine T, et al. British Society of Gastroenterology consensus guidelines on the management of inflammatory bowel disease in adults[J]. Gut, 2019, 68(Suppl 3): S1-S106.

[3] Kedia S, Das P, Madhusudhan KS, et al. Differentiating Crohn's disease from intestinal tuberculosis[J]. World J Gastroenterol, 2019, 25(4): 418-432.

中国医科大学附属盛京医院

张亚杰　田　丰

Case 23

肠白塞病病例多学科讨论

患者，男性，21岁，学生，因"发热、血便、腹痛伴行走困难"于2018年8月来瑞金医院就诊。

体格检查：T 36.5℃，P 128次/分钟，R 20次/分钟，BP 105/59mmHg。患者神清，一般情况欠佳，体形消瘦。皮下脂肪少，睑结膜轻度苍白。腹平坦，正中下腹部可见陈旧性手术疤痕，右下腹腹肌韧，似与周围粘连，余腹部软，右下腹压痛明显，无反跳痛，未及包块，肝脾肋下未及，移动性浊音（－），墨菲征（－），肝区叩痛（－），肠鸣音正常。右侧骶髂关节处压痛明显。双下肢无水肿。

实验室检查：WBC 13.95×10^9/L，N% 71.8%，Hb 83g/L，PLT 494×10^9/L，Cr 52mmol/L，CRP 121mg/L；粪常规RBC（＋），WBC（＋）；肿瘤指标，T-SPOT均呈阴性。

肠镜检查（2018年8月）：肝曲处可见黏膜肉芽状增生，肠腔狭窄，内镜可勉强通过。于狭窄肛侧端可见一处黏膜瘘口。末端回肠近回盲瓣处可见一巨大的呈半月形的溃疡，大小约为4cm×6cm，绕肠腔1/2周，溃疡底部较为洁净，边缘较为光整（见图23-1）。

末端回肠病理（2018年8月）：黏膜慢性炎伴活动性炎症，局灶糜烂。

小肠CTE（2018年8月）：回盲部溃疡伴肉芽增生、肠腔狭窄，腹腔多发瘘管、右侧腰大肌及右髂窝脓肿（见图23-2）。

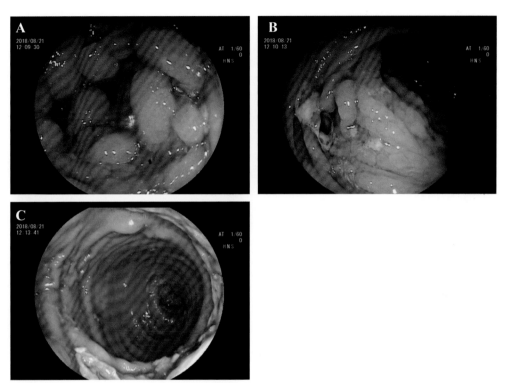

图 23-1　2018 年 8 月 21 日结肠镜检查。图 A：可见肝曲大量肉芽组织增生；图 B：肝曲肉芽组织中可见一处疑似窦道开口；图 C：末端回肠可见巨大溃疡形成

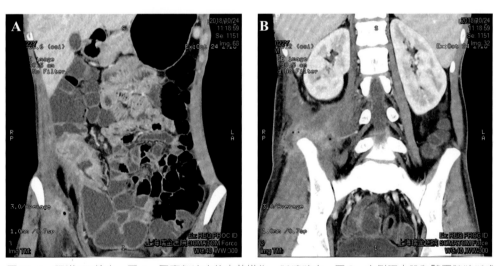

图 23-2　肠道 CT 检查。图 A：回盲部溃疡伴肉芽增生，肠腔狭窄；图 B：右侧腰大肌和髂窝脓肿形成

多学科讨论

▶ 消化科意见

该患者内镜下肉芽组织增生致狭窄，可见瘘管开口形成，符合克罗恩病表现。但同时该患者末端回肠巨大溃疡形成，呈半月形，边缘光整，底部洁净，符合肠白塞病表现。据内镜特点改变，需考虑：①克罗恩病（Crohn's disease，CD）；②肠白塞病（Behcet's disease，BD）。

▶ 影像科意见

CTE示回盲部溃疡伴肉芽增生；腹腔多发瘘管形成；髂窝、腰大肌脓肿形成。据影像学特点，需考虑：克罗恩病可能性更大，但肠白塞病亦不能排除。

追问病史

追问病史，患者于2018年2月因"腹痛、发热"就诊于当地医院，曾被诊断为"肠结核"。否认腹泻、呕吐、口腔及生殖器溃疡、肛周脓肿、皮肤瘀点瘀斑、关节痛。

既往史：2011年，因血尿于外院行肾穿刺确诊IgA肾病；激素治疗1年后未定期复查，自述无再发血尿。2017年，因腹痛于当地医院行阑尾切除术。2018年3—6月，接受抗结核治疗，治疗方案：异烟肼0.3g qd，利福平0.6g qd，乙胺丁醇0.75g qd，吡嗪酰胺0.5g qd。抗结核治疗3个月后，症状缓解，遂自行停药。停药1个月后，症状再次加重。2018年7月开始，接受两联抗结核治疗（异烟肼0.3g qd，利福平0.6g qd）。

诊断与预后

本病例因"腹痛、血便"就诊于外院，诊断为"肠结核"。抗结核治疗后，除升结肠巨大溃疡修复外，其余病征（如末端回肠溃疡、肉芽增生和瘘管形成）均进展。考虑抗结核药物有非特异性抗炎作用，可促使升结肠黏膜修复，但总体病程进展。就诊于我院后，结合病史，根据内镜与影像特点，考虑克罗恩病或肠白塞病可能性大，肠结核可能性小。对该患者进行多学科协作治疗：消化内科予以静脉抗感染治疗联合皮硝外敷；介入科行CT引导腰大肌脓肿穿刺置管引流；营养科予以肠内营养支持治疗，改善肠道炎症与梗阻症状；胃肠外科于感染与一般情况好转后行手术治疗。

术中探查发现（2018年10月）：回肠末端及升结肠扩张，病变位于升结肠距回盲部约10cm处，升结肠侧壁形成瘘管与侧腹壁粘连包裹形成脓腔，粘连致密。切断闭合横结肠右侧。游离回肠系膜至距回盲部15cm处，切断并闭合回肠。完整切除右半结肠及瘘管（见图23-3）。打开回肠及横结肠闭合口造瘘。

术后病理（2018年10月）：可见肠道溃疡深达肌层及血管炎改变（见图23-4），证实为肠白塞病。

术后对该患者坚持肠内营养改善一般情况，予以美沙拉秦治疗。2019年3月随访，患者症状消失，体重增长10kg，CRP（－）。术后6个月，吻合口可

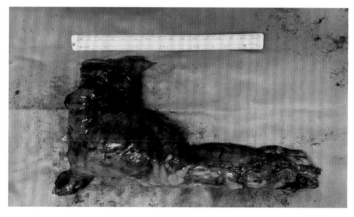

图 23-3　右半结肠切除术切除肠段

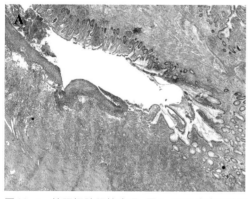
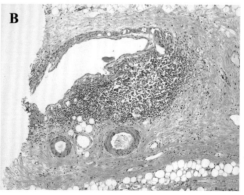

图 23-4　结肠切除肠管病理。图A: 可见溃疡深达肌层(HE 染色, ×25)；图B: 可见肠道血管炎改变(HE 染色，×100)

见圆形溃疡（见图 23-5），继续予以 MTX 口服；术后 18 个月，黏膜愈合（见图23-6）。

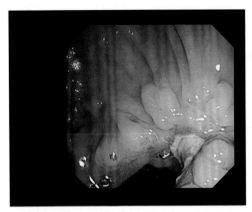 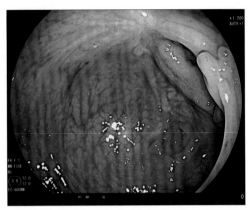

图 23-5　术后 6 个月（2019 年 3 月 4 日）内镜复查可见吻合口圆形溃疡　　图 23-6　术后 18 个月（2020 年 3 月 24 日）内镜复查可见吻合口黏膜愈合

讨　论

白塞病是一种全身性、慢性、血管炎性疾病，主要临床表现为反复发作性口腔溃疡、生殖器溃疡、眼炎及皮肤损害等，当其造成消化道病变时称为肠白塞病。部分肠白塞病患者临床表现不典型，与克罗恩病具有相似性，导致鉴别诊断困难。

日本的白塞病诊断标准将肠白塞病列为一种特殊的疾病类型，并将内镜下可见回盲部火山口样溃疡，食管可存在圆形溃疡，作为肠白塞病的典型表现。肠白塞病的诊断标准：①通过内镜或 X 线检查，在回盲部发现火山口样、圆形、椭圆形溃疡；根据是否存在其他白塞病表现，诊断为完全性或不完全性白塞病。②排除急性阑尾炎和感染性肠炎。需要通过临床表现、内镜和影像学检查，与克罗恩病、肠结核、药物相关性肠炎相鉴别。

肠白塞病和克罗恩病的治疗策略颇为相似，以下治疗可用于肠白塞病：对轻中度患者，可考虑应用美沙拉秦或柳氮磺胺吡啶；对中重度患者，可考虑应用皮质类固醇、TNF 抑制剂和营养支持治疗；对疑难病例，可考虑手术治疗。

参考文献

[1] Valenti S, Gallizzi R, De Vivo D, et al. Intestinal Behcet and Crohn's disease: two sides of the same coin[J]. Pediatr Rheumatol Online J, 2017, 15(1): 33.

[2] Watanabe K, Tanida S, Inoue N, et al. Evidence-based diagnosis and clinical practice guidelines for intestinal Behcet's disease 2020 edited by Intractable Diseases, the Health and Labour Sciences Research Grants[J]. J Gastroenterol, 2020, 55(7): 679-700.

上海交通大学医学院附属瑞金医院

顾于蓓

Case 24

嗜血细胞综合征肠道溃疡病例多学科讨论

消化科病史汇报

患者，女性，50岁。因"下腹痛1年余，伴间歇性腹泻，加重1个月伴发热"就诊。

患者于2012年初出现腹痛，腹痛位于脐周并以脐下为主，伴腹泻，腹胀不适，大便每日2次，不成形。于2012年2月在上海某三甲医院行肠镜示结肠多发溃疡，考虑为"结肠克罗恩病或免疫性疾病肠道表现"，予以泼尼松20mg/d，美沙拉秦3g/d。2012年7月起，予以硫唑嘌呤50mg/d，患者因有恶心、呕吐等不适于2012年12月自行停药。后患者仍有反复腹痛、腹泻。2013年2月初起，伴有发热，体温38～39℃，为求进一步治疗入院。在本院第一次入院诊断：结肠多发溃疡。

本院第一次住院血生化检查：2月4日，外周血WBC $4.83×10^9$/L，RBC $2.54×10^{12}$/L，Hb 78g/L，PLT $111×10^9$/L；CRP 53.6mg/L，ESR 72mm/h。3月11日：CRP 18mg/L，ESR 23mm/h。尿常规（－）；粪常规：少量红白细胞，OB（＋）；多次血培养（－）；粪培养（－）。肝功能正常（白蛋白38.2g/L）；肾功能正常，血糖、血脂均正常；AFP、CEA、CA199、CA125均正常。

本院第一次住院排除感染因素：EBV IgG（＋），IgM（－）；CMV IgG（＋），IgM（－）；乙肝二对半：HBsAb（＋），其余呈阴性；HAV、HCV、HEV均呈阴性；HIV（－）；RPR（－）；TB-抗体（－），T-SPOT（－）。血、尿λ链、κ链和蛋白电泳均正常，尿本周蛋白（－）；抗-dsDNA 17.86U/mL；抗-dsDNA 13.17U/mL；ANA、ENA、ACL、ANCA（p，c）均呈阴性。胸片：心肺未见明显异常；腹部立位平片：腹部局部肠腔积气伴些许小液平。腹部B超：肝多发囊肿；余未见明显异常；肛周B超：肛周未见明显异常；全身浅表淋巴结B超：阴性。肠镜（见图 24-1）提示小肠、结肠多发溃疡，但非典型克罗恩病表现，需要排除肿瘤（如淋巴瘤）。

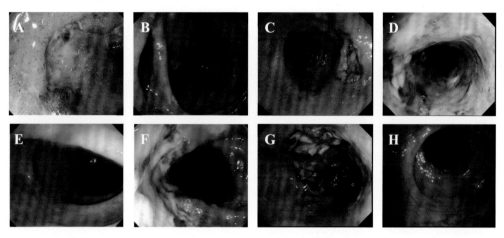

图 24-1　肠镜检查。小肠、结肠多发溃疡，克罗恩病可能，需要排除恶性疾病。图 A：末端回肠；图 B：回盲瓣口；图 C：回盲部；图 D：横结肠；图 E：横结肠；图 F：降结肠；图 G：乙状结肠；图 H：直肠

病理科意见

患者内镜标本（见图 24-2）病理提示未检出肿瘤性病变。回肠末端（2块）：回肠黏膜重度慢性活动性炎症伴严重糜烂，另见小片肉芽组织。横结肠（3块）：光镜下显示主要为坏死组织和肉芽组织。结肠黏膜（1块）呈重度慢性活动性炎症。上述 2 处均未找到肉芽肿性变，请结合临床资料考虑，提示克罗恩病证据不明显。

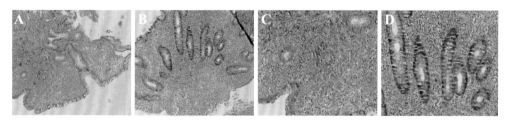

图 24-2　肠镜标本病理（HE 染色）见回盲部（图 A）及横结肠（图 B，×100）炎症，未见非干酪样肉芽肿，以坏死和肉芽组织为主要表现。图 C：回盲部，×200；图 D：横结肠，×200

影像科意见

小肠、结肠CT重建（见图24-3）：结肠多个节段肠增厚，脾曲结肠、降结肠远端较明显；盆腔少量积液。该患者CTE所见不完全符合克罗恩病表现。

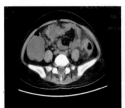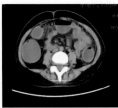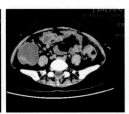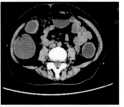

图24-3　小肠、结肠CT重建：结肠多个节段肠增厚，脾曲结肠、降结肠远端较明显，可见盆腔少量积液

多学科讨论意见

对于该患者，多学科讨论认为需要排除非克罗恩病引起的肠道溃疡，建议进一步行PET检查排除肿瘤。

后续随访

PET-CT：①回盲部及结肠多处肠壁增厚伴FDG代谢增高，考虑为炎症性肠病可能性大；②右肺中叶良性、偏陈旧性病灶，左侧胸腔少量积液；③肝右叶小囊肿；④盆腔积液；⑤脑FDG代谢未见明显异常。患者伴有发热（体温37.8～39℃），先后给予头孢噻肟、头孢吡肟、左氧氟沙星、奥硝唑等抗感染，经治疗后热退。于2周后查结肠镜（见图24-4）：降结肠、乙状结肠隆起性病变（性质待查）。

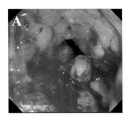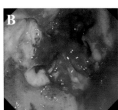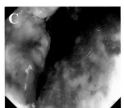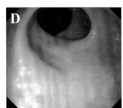

图24-4　结肠镜检查：乙状结肠可见增殖性病灶，肠腔部分狭窄，内镜难以通过。图A～图C：乙状结肠；图D：直肠

肠镜病理：与前次类似。后续给予注射用甲泼尼龙琥珀酸钠40mg/d静滴2周，泼尼松35mg/d口服，患者症状好转后出院。出院后，继续服用泼尼松，并于门诊随访，逐渐减量。泼尼松剂量逐步减至10mg/d，美沙拉秦3g/d。后患者再次出现发热，体温38～39℃；脐周腹痛伴腹泻，大便2～3次/天，不成形，肉眼未见血。再次收治入院。入院后，发现粒系和巨核系下降。肠镜（见图24-5）所见：乙状结肠隆起性病变伴狭窄。对于该患者，需要排除肿瘤性改变和肠结核，尤其淋巴瘤。血、尿λ链、κ链和蛋白电泳均正常，尿本周蛋白（－）；骨穿＋染色体Ig重排检测（－）。

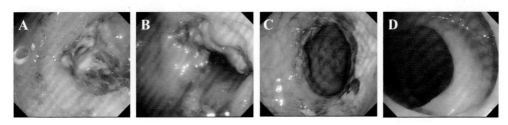

图24-5　肠镜检查。乙状结肠（图A，B）狭窄，直乙结肠交界处可见环形溃疡（图C），乙状结肠肠镜无法通过。图D: 直肠

病理科意见

肠镜病理（见图24-6）：乙状结肠（2块），光镜显示取材深达黏膜下层。结肠黏膜重度慢性炎症，炎症累及黏膜下层，黏膜下层明显增宽，慢性炎症细胞以淋巴细胞、浆细胞为主。直乙交界处（2块）光镜显示取材深达黏膜肌层（1块）：直乙交界处黏膜轻度慢性炎症。在该患者，未找到肿瘤细胞，也未找到结核证据。

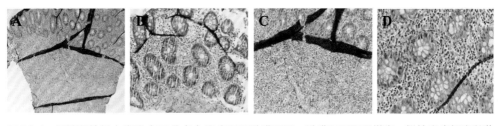

图24-6　肠镜活检标本病理（HE染色）炎症累及黏膜下层，黏膜下层明显增宽，慢性炎症细胞以淋巴细胞、浆细胞为主，未找到肿瘤细胞。图A和图B: 乙状结肠，×100；图C和图D: 直乙交界，×200

影像学意见

复查小肠、结肠CT重建（见图24-7）：结肠多节段肠增厚（降结肠远端、乙状结肠较明显）；病变较前月有所进展。

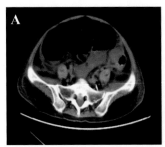 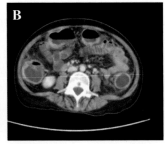 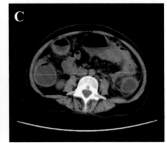

图 24-7　结肠 CT 重建：结肠多节段肠增厚主要累及降结肠和乙状结肠

外科意见

认为手术条件不具备（营养、发热），推荐择期手术。

后续随访

对于该患者，激素治疗曾有效，先后给予注射用亚胺培南西司他丁钠、头孢吡肟、头孢曲松钠、盐酸莫西沙星、哌拉西林钠等抗感染治疗，体温仍波动于 38～39.5℃。后给予甲泼尼龙琥珀酸钠 40mg/d 静滴，体温曾有短暂正常，持续约 5 天后又出现反复发热，体温仍波动于 38～39℃。

再次请外科会诊，考虑当时无手术条件，复行骨穿检查，提示嗜血细胞综合征，请血液科多次会诊，完善相关检查，建议予以糖皮质激素、大剂量丙种球蛋白等治疗。治疗 1 周后，外周血白细胞、血小板计数仍低，血液科建议使用依托泊苷；使用后，血小板、白细胞计数略升。后患者出现腹水，腹水送检报告提示找到异型细胞，报告"考虑淋巴瘤"。

总 结

　　该患者内镜下类似淋巴瘤表现，虽然提示嗜血细胞综合征，但是无法排除是否是淋巴瘤导致的，其主要原因为难以找到病理学依据。结肠镜检查是诊断肠道淋巴瘤的主要方法，内镜下阳性率高达 50%～80%。内镜下病灶形态特点主要表现为 3 种类型：①弥漫型；②息肉型；③溃疡型。肠型恶性淋巴瘤虽然在组织学上有一定的特征，如组织细胞和淋巴细胞异型、病理核分裂象、组织结构破坏等，但常因取材过浅、组织块太小、组织钳夹时挤压等而不能确诊。肠镜下局部活检的确诊率较低。

参考文献

[1] Ishibashi H, Nimura S, Hirai F, et al. Endoscopic and clinicopathological characteristics of colorectal T/NK cell lymphoma[J]. Diagn Pathol, 2020, 15(1): 128.

上海交通大学医学院附属仁济医院

童锦禄　朱明明　沈　骏

Case 25

中药热敷理疗引起的非特异性肠炎病例多学科讨论

患者，女性，40岁，汉族，因"腹泻、便血20余天"于2020年11月26日收入西京医院消化内科。

2020年11月，患者不明原因出现腹泻、便血，每天6～7次，为糊状血便，血与大便相混，便前伴有腹痛，以下腹部为著，为绞痛，程度中等，便后腹痛缓解。无畏寒、发热，无里急后重、腹胀。遂就诊于当地医院并住院治疗。2020年11月5日肠镜检查示：直肠、全结肠黏膜点片状充血糜烂，局部有浅小溃疡形成。病理示：（直肠）黏膜组织慢性炎，当地医院诊断考虑为"溃疡性结肠炎"，给予口服美沙拉秦肠溶片（4g/d）及对症治疗。8天后，患者腹痛及便血较前改善，大便次数无明显变化，遂出院继续口服美沙拉秦肠溶片治疗。出院2天后，患者在无明显诱因下出现症状加重，自行将美沙拉秦肠溶片剂量增加至5g/d，但症状无明显改善。为进一步诊治，患者遂至西京医院急诊就诊。

2020年11月26日，急诊以"结肠多发溃疡性质待查"收入消化科。患者发病后，精神、食纳差，体重无明显变化，BMI 23.7kg/m²。既往"甲状腺功能减退"病史1年，口服优甲乐75mg/d治疗。体格检查：生命体征平稳，心肺未见明显异常，腹平软，左下腹压痛，无反跳痛，未扪及异常包块，肠鸣音正常。辅助检查：Hb 109g/L；白蛋白29.1g/L；hsCRP 39.7mg/L；ESR 72mm/h；大便潜血试验、转铁蛋白阳性；肺炎支原体IgM阳性；凝血功能、肿瘤标志物、肾功能、甲状腺功能、术前感染、肠道菌群、艰难梭菌、EBV、G试验、T-SPOT

均未见异常。

2020 年 11 月 28 日，肠道双源 CT（见图 25-1）示：乙状结肠轻度炎症性改变。

2020 年 12 月 1 日，肠镜（见图 25-2）示：全结肠可见散在片状毛细血管扩张，黏膜充血。病理（见图 25-3）示：黏膜结构尚可，局部水肿，

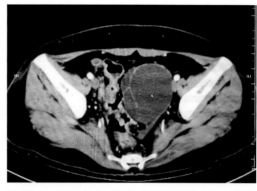

图 25-1　2020 年 11 月 28 日肠道双源 CT：乙状结肠轻度炎性改变

可见中性粒细胞浸润，黏膜活动性炎，间质见少量泡沫细胞聚集。特殊染色结果示：PAS（－），PAS-D（－），抗酸（－），六胺银（－）。

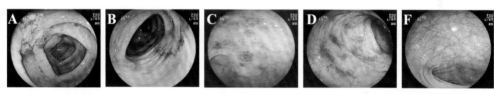

图 25-2　肠镜检查（2020 年 12 月 1 日）：肠镜全结肠散在片状毛细血管扩张，黏膜充血。图 A：升结肠；图 B：横结肠；图 C：降结肠；图 D：乙状结肠；图 E：直肠

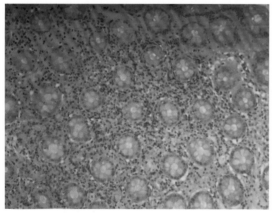

图 25-3　肠镜活检标本病理：黏膜结构尚可，黏膜活动性炎，间质少量泡沫细胞聚集

病理科意见

2020 年 12 月，患者肠镜黏膜活检，光镜下肠道黏膜结构正常，有较多中性粒细胞浸润，特殊染色也未见异常，考虑为肠道炎症表现，但炎症性肠病证据不充分。

影像科意见

患者肠道双源CT可见降结肠走行于腹主动脉左旁，于脐平面横行至盆腔右侧，乙状结肠走行于右髂外动脉内侧下行，乙状结肠肠管节段性增厚。双侧附件囊肿病变，右侧小类圆形，边缘环形强化，大小约为1.9cm，外周少许渗出；左侧大小约为8cm，内有分隔，盆底少许积液。余腹腔内大小肠管显示尚可，未见明确狭窄及梗阻征象，未见明确占位性病变，肠系膜动脉及其分支管腔充盈良好，未见明确低密度充盈缺损影。患者乙状结肠为轻度炎症性改变，无特异性改变，请结合临床。

消化内科意见

患者自诉无明显诱因下出现腹泻、便血，当地医院诊断考虑"溃疡性结肠炎"，口服美沙拉秦肠溶片治疗效果不佳。入院后，复查肠镜可见全结肠散在片状毛细血管扩张，黏膜充血，病理示黏膜结构尚可，中性粒细胞浸润，黏膜活动性炎，实验室检查未见病毒、细菌感染证据，暂不支持炎症性肠病、肠结核和感染性肠病诊断。追问患者病史，患者发病前1周曾连续腹部艾灸理疗4天，结合患者肠镜、病理和CT结果，考虑为局部中药热敷理疗后肠道改变。

诊 断

非特异性结肠炎。

治 疗

该患者诊断考虑为中药热敷理疗引起的非特异性肠炎，治疗时予以美沙拉秦灌肠液＋康复新液促进肠道黏膜愈合。入院检查提示患者存在低蛋白血症，给予补充白蛋白、营养支持治疗。

2020年12月4日，肠道黏膜组织培养示产气荚膜梭菌、产酸克雷伯菌，根据药敏试验予以头孢哌酮舒巴坦钠抗感染治疗。治疗4天后，患者腹泻、便血症状好转，每日大便1次，为黄色成形便，遂办理出院。院外继续予以美沙拉秦灌肠液＋康复新液治疗。

后续随访

2021 年 3 月 31 日复诊，患者无腹痛、腹泻、便血症状，复查肠镜（见图 25-4）示：阑尾开口、升结肠近肝曲以下至肛门约 15cm 可见弥漫性炎症，广泛黏膜充血、水肿，质脆，触之易出血，脓性分泌物附着于肠壁，多发糜烂、溃疡，血管纹理模糊紊乱。病理（见图 25-5）：黏膜内急慢性炎症细胞浸润，腺体局部形态不规则，分布不均匀，可见隐窝炎；（升结肠）黏膜活动性炎，局部淋巴组织聚集，（降结肠）黏膜局部慢性炎急性活动，形态符合溃疡性结肠炎。于是，加用美沙拉秦缓释颗粒（4g/d），继续美沙拉秦灌肠液治疗。2021 年 7 月 14 日，患者再次返院复诊，复查肠镜（见图 25-6）示：结肠未见异常。遂嘱患者暂停药物治疗，截至 2023 年 3 月未出现复发，继续观察病情。

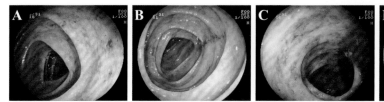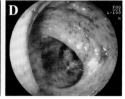

图 25-4　2021 年 3 月 31 日肠镜：阑尾开口、升结肠肝曲以下弥漫性炎症，多发糜烂、溃疡。图 A：升结肠；图 B：横结肠；图 C：降结肠；图 D：乙状结肠

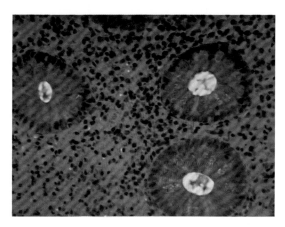

图 25-5　2021 年 3 月 31 日肠镜活检标本病理：黏膜慢性炎伴急性活动

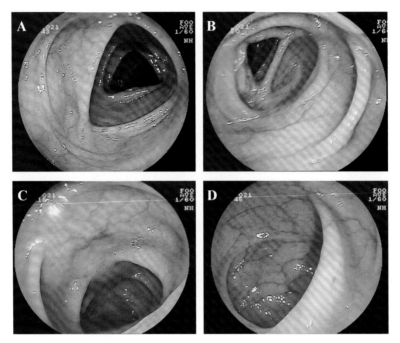

图 25-6　2021 年 7 月 14 日肠镜：未见异常。图 A：升结肠；图 B：横结肠；图 C：降结肠；图 D：乙状结肠

总　结

　　该患者为中年女性，中药艾灸热敷理疗后出现腹泻、便血，有明确的诱发因素，且肠镜下表现不符合炎症性肠病改变，考虑非特异性结肠炎。但该患者接受美沙拉秦灌肠液＋康复新液促黏膜愈合治疗 3 个月复查肠镜，肠道黏膜并未见好转，肠镜下仍可见到结肠弥漫性炎症，多发糜烂、溃疡。加用美沙拉秦缓释颗粒继续治疗 3 个月后，再次复查肠镜，肠道黏膜愈合。患者的肠道病变内镜下为非特异性结肠炎表现，但是常规的促黏膜愈合治疗 3 个月，肠道病变无好转；而加用美沙拉秦缓释颗粒治疗 3 个月后再次复查，患者肠道黏膜病变完全愈合，全结肠未见异常。

　　目前，社会上中医相关养生、美颜等项目五花八门，艾灸被广泛地应用于各类调理和养生项目。该患者下腹部艾灸后发病，考虑为中药热敷理疗诱发的肠道损伤，但 3 个月的促黏膜愈合效果不佳，加用口服美沙拉秦治疗后肠道黏膜愈合，是中药热敷理疗的损伤还是轻度溃疡性结肠炎，可能还需要长期随访观察。

参考文献

[1] 中华医学会病理学分会消化病理学组筹备组，中华医学会消化病学分会炎症性肠病学组.中国炎症性肠病组织病理诊断共识意见[J].中华病理学杂志，2014，43（4）：268-274.

[2] 中华医学会消化病学分会炎症性肠病学组.炎症性肠病诊断与治疗的共识意见（2018年，北京）[J].中华消化杂志，2018，38（5）：292-311.

空军军医大学附属西京医院消化内科

李小飞　陈　玲　赵宏亮

李增山　梁　洁

Case 26

以结肠狭窄为首发症状的结肠癌病例多学科讨论

患者，男性，20岁，因"间断腹痛腹泻4周，加重2周"入院。

4周前，患者无明显诱因下出现腹痛、腹泻，腹痛以脐周绞痛为主，轻中度，排便后可稍缓解，排便次数最多可达6～8次/日，偶有少量黏液脓血便，无发热、呕吐等不适，未予以重视。

2周前，患者症状明显加重，程度为重度，便后无缓解，大量黏液脓血便（10余次/日），伴恶心、呕吐，呕吐物为白色黏液，无发热、关节疼痛等不适。

于外院就诊化验，血常规示WBC 14.73×10^9/L，N% 77.1%。腹部CT示腹腔积液、肠壁增厚，予以美沙拉秦、诺氟沙星及益生菌治疗1周无效后，就诊于天津医科大学总医院。患者自发病体重下降10kg。

既往：体健，无烟酒史，无家族史。

入院体检：腹壁柔软，下腹部轻压痛（程度中等），无反跳痛，无腹部包块。

实验室检查：CRP 0.87mg/dL，CEA 18.40ng/mL，CA-125 204.50U/mL，T-SPOT（＋），粪便钙卫蛋白238.2μg/g，免疫及病毒化验未及特殊异常。

肠镜：进镜10cm黏膜高度充血水肿，肠腔狭窄无法通过。

病理示：黏膜慢性炎症，散在嗜酸性粒细胞浸润，局部糜烂，局灶腺体轻度非典型增生，间质淋巴组织增生。免疫组化：CD38、CD138散在阳性，$IgG_4/IgG < 40\%$。

第一次多学科讨论意见

▶ 影像科意见

克罗恩病CT表现以系膜侧肠壁增厚为主，可伴肠系膜内淋巴结增多、增大，但无法解释该患者全腹膜增厚情况。该患者腹部CT平扫（见图 26-1）示直肠、乙状结肠肠壁增厚，伴腹膜增厚，增大淋巴结以深部淋巴结为主，腹主动脉旁增大的淋巴结以左侧为著，故考虑结肠癌伴转移可能性大。如结肠内病灶与转移淋巴结内出现钙化，在肿瘤性病变中是黏液腺癌的特征表现；在非肿瘤性病变中则常出现在肠结核中。在年轻患者中，易忽略肿瘤的诊断而倾向于结核。

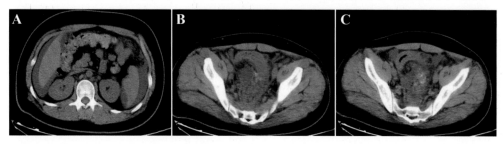

图 26-1　腹部CT平扫。图 A: 腹部淋巴结增大以深部淋巴结为主，腹主动脉旁增大的淋巴结以左侧为著；图 B 和图 C: 直肠、乙状结肠肠壁增厚

▶ 核医学科意见

患者PET-CT示直肠及乙状结肠摄取FDG增高，多发淋巴结增大，多部位代谢增高（见图 26-2），不能除外淋巴瘤可能，但淋巴瘤一般不会引起肠腔狭窄；虽然该患者的淋巴结分布暂不能以癌解释，但不典型的黏液腺癌可有上述表现。

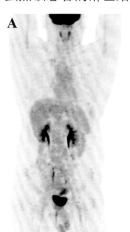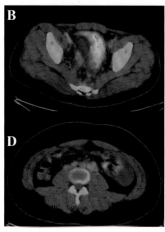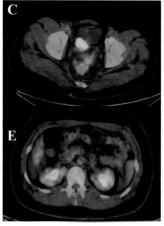

图 26-2　PET-CT（图 A）检查: 乙状结肠及直肠肠壁不规则增厚（图 B、C），腹主动脉及双侧髂血管旁多发增大淋巴结、大网膜及盆腔腹膜多发不规则增厚（图 D、E），FDG 代谢异常增高，提示结直肠恶性病变伴腹部多发淋巴结及腹膜转移

患者直肠及乙状结肠肠壁呈节段性弥漫增厚，病变范围较大，FDG摄取增高的水平有限，与典型的结直肠癌PET-CT影像学特点有明显不同。病变淋巴结FDG摄取水平与结直肠肠壁病变相似，这种相似的生物学特点提示两者之间存在内在联系。病变淋巴结分布较为广泛，提示影像学诊断应考虑淋巴瘤和具有浸润性生长特点的肿瘤病理类型。

^{18}F-FDG并非是一种肿瘤特异性显像剂，虽然其对于不同组织起源的肿瘤有一定的提示作用，但同时也会受到诊断医师临床经验和临床思维模式的影响。

后续治疗

复查肠镜（见图26-3）：进镜15cm肠腔黏膜明显水肿糜烂，肠腔狭窄；更换超细内镜可见黏膜棘皮征，15～25cm可见肠黏膜糜烂覆污苔，肠黏膜僵硬。

病理：黏液腺癌，部分呈印戒细胞癌；免疫组化染色示：癌细胞CK20、CK19、Ber-EP4、CDX2、SATB2、MUC1、MUC2、CEA、MSH2、MSH6、MLH1和PSM2阳性，MUC5AC部分阳性。

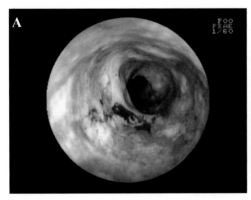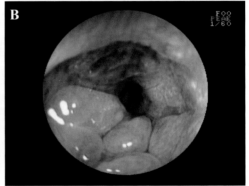

图26-3　肠镜检查：进镜15～25cm可见黏膜棘皮征，肠黏膜糜烂覆污苔，肠黏膜僵硬。图A：肠黏膜糜烂覆污苔；图B：肠腔明显水肿狭窄

最终诊断

结肠黏液腺癌。

诊疗经过

患者于肿瘤内科行一线化疗 4 周期后，无明显诱因出现剧烈腹痛，腹部 CT 提示腹腔积液及气腹，考虑肠壁穿孔，遂于外科行结肠造瘘术及部分大网膜切除术。

术后病理回报：大网膜内多发转移性黏液腺癌，部分为印戒细胞癌，免疫组化染色示癌细胞 CK20、CK19、CDX2、Villin 和 SATB2 阳性，符合结肠来源。

第二次多学科讨论意见

▶ 病理科意见

该患者术前肠镜活检显示：（结肠，进镜 18cm）于肠黏膜间质见多量黏液形成黏液湖，其中漂浮较多印戒样细胞，细胞核异型。免疫组化染色示：印戒样细胞 CK20、Ck19、Ber-EP4、CDX2、SATB2、MUC1、MUC2 和 CEA 阳性，MUC5AC 部分阳性，支持结肠印戒细胞癌。

之后行部分大网膜切除术显示：大网膜内多发转移性黏液腺癌，部分为印戒细胞癌。免疫组化染色（见图 26-4）示：癌细胞 CK20、CK19、CDX2、Villin 和 SATB2 阳性，符合结肠来源。

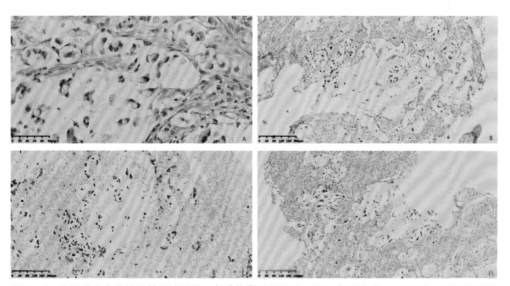

图 26-4　大网膜内多发转移性黏液腺癌，部分为印戒细胞癌。图 A（HE 染色，×200）：可见印戒细胞；图 B～图 D（HE 染色，×100）分别示：CDX2、CK20、SATB2 阳性

该患者此前曾经 2 次于进镜 10cm 和 15cm 活检，病理均显示非特异性炎性病变，未发现癌成分，推测与肠管狭窄不易进镜、未能取到病变组织有关。

▶ **外科意见**

该患者为年轻男性，肿瘤位于直肠乙状结肠交界处，诊断明确，同时伴多发转移，无根治性手术指征。根据结直肠癌诊疗指南，应采用一线药物治疗方案，观察治疗效果，视有无转化治疗成功机会。但该患者在治疗期间出现肠道穿孔，这属于外科急症性并发症，因此转为急诊手术处理。手术以清理腹腔、肠道转流性手术为主。

后续随访

患者就诊于肿瘤内科行一线化疗 4 周期、二线化疗 2 周期后死亡。

总　结

该患者为年轻男性，以腹痛、黏液血便、排便习惯改变、体重下降为主要表现，伴节段性肠腔狭窄，初次肠镜病理仅提示炎症及水肿，结合上述情况很可能误诊为克罗恩病。但该患者病理炎症细胞增多不明显，无法明确病变性质。且考虑患者急性病程、炎性指标升高不明显、肿瘤标志物升高等情况，结合 CT 与 PET-CT 等检查结果，临床医生提高了警惕，再次完善肠镜并以非常规的超细内镜深入探查，最终病理提示黏液腺癌，部分呈印戒细胞癌。再次提示取材部位对病理结果的决定性作用。

结直肠癌发病年龄一般在 50～70 岁，但近年来青年结直肠癌（患者年龄 < 35 岁）发病率有逐年增高的趋势。青年结直肠癌发病部位以直肠多见，其次为乙状结肠。与老年患者相比，黏液腺癌及印戒细胞癌等浸润型癌在青年患者的发病率更高，浸润型癌的肿瘤细胞向肠壁深层浸润，易累及肠管全周，使肠壁局部增厚，有时肿瘤伴纤维组织大量增生，使肠腔周径明显缩小，易引起环形狭窄，结肠癌细胞呈弥漫浸润方式生长可显著缩短患者生存期。其症状多为黏液血便及排便习惯改变，其次为腹痛、腹胀、梗阻、消瘦等其他症状，均无明显特异性。

　　结直肠癌青年患者的狭窄性病变极易与克罗恩病或肠结核等其他疾病混淆，同时其因恶性程度高、疾病进展快，故确诊时多为晚期。

参考文献

[1] Fu J, Yang J, Tan Y, Jiang M, et al. Young patients (≤ 35 years old) with colorectal cancer have worse outcomes due to more advanced disease: a 30-year retrospective review[J]. Medicine (Baltimore), 2014, 93(23): e135.

[2] Myers EA, Feingold DL, Forde KA, et al. Colorectal cancer in patients under 50 years of age: a retrospective analysis of two institutions' experience[J]. World J Gastroenterol, 2013, 19(34): 5651-5657.

[3] Read B, Sylla P. Aggressive colorectal cancer in the young[J]. Clin Colon Rectal Surg, 2020, 33(5): 298-304.

天津医科大学总医院肠病管家团队

杨　洁　李双良　俞浩楠　宋文静

赵　新　刘　刚　曹晓沧

Case 27

溃疡性结肠炎合并中枢神经系统血管炎病例多学科讨论

消化科病史汇报

患者，男性，54 岁，因"反复黏液脓血便 5 年余，认知功能障碍、头痛 1 月余"于 2020 年 1 月入院。

2014 年 6 月，患者在无明显诱因下反复出现黏液脓血便，被诊断为溃疡性结肠炎（全结肠型，轻度活动），予以巴柳氮及中药治疗 2～3 个月，症状好转后停药。

2015 年 7 月，患者症状再发，伴外周多关节痛；结肠镜检查提示降结肠以下黏膜充血水肿、广泛糜烂及多发浅溃疡。予以口服泼尼松 45mg qd，症状缓解，激素规律减量，口服美沙拉秦 2g qd 维持。

2016 年 6 月，上述症状反复，脓血便 5～7 次/天，伴坏疽性脓皮病及多关节肿痛，无发热。予以口服甲泼尼龙 36mg qd 后症状控制，激素规律减量，至 2017 年 4 月停药，口服美沙拉秦 1g qid 维持。

2017 年 6 月，症状再次反复，黏液脓血便 3～4 次/天，伴低热、腹痛。予以口服甲泼尼龙 48mg qd，加用硫唑嘌呤 50mg qd，激素规律减量，症状缓解。

2019 年 4 月，复查血常规 WBC $3.21×10^9$/L，因白细胞计数减低，停用硫唑嘌呤，予口服氨甲蝶呤 20mg 每周一次治疗，患者未遵医嘱服药。

2019 年 10 月，再发黏液脓血便，3～4 次/天，无腹痛，予以口服美沙拉秦及中药治疗，症状部分缓解。

2019 年 11 月，患者在无明显诱因下出现记忆力下降、识字能力下降等认知功能障碍，后出现头痛，无呕吐、发热、肢体活动障碍。行头部CT（见图 27-1 和图 27-2）示左颞叶占位伴水肿。头部MRI（见图 27-3 和图 27-4）示左侧颞叶异常信号灶，增强扫描见花边样强化。外院考虑"左侧颞叶占位，胶质瘤可能"，于 2019 年 12 月行左侧颞叶（部）占位切除术。术后病理示（左颞）镜下见脑组织内新鲜陈旧出血，片状凝固性坏死，另见灶性梗死，血管壁增厚；少量淋巴细胞分布，浅表个别小血管 B-Amyliod 阳性，考虑原发性血管炎或脑血管淀粉样变性病变。术后静脉注射甲泼尼龙琥珀酸钠 40mg qd，静脉注射人免疫球蛋白 30g/d 连续 5 天，口服卡马西平 200mg bid、多奈哌齐 10mg qn。1 周后，序贯口服泼尼松 60mg qd 治疗，每两周减 5mg。术后，患者头痛症状缓解，认知功能部分恢复，无黏液脓血便。患者既往有 20 余年高血压病史，规律服用氨氯地平，血压控制可。

影像科意见

患者发病早期CT（见图 27-1）可见左侧颞叶大片低密度模糊影，边界不规则，与对侧相比邻近脑回轻度受压变形，脑沟消失，左脑室受压狭窄。7 天后，CT（见图 27-2）提示左侧颞叶可见较前增大的不规则斑片状低密度模糊影，脑沟消失，左脑室受压，中线轻度偏移。

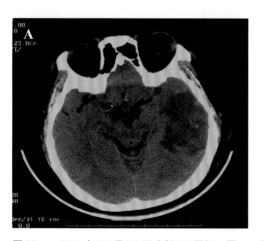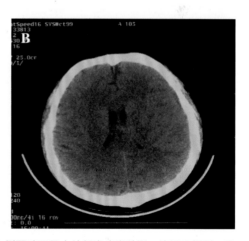

图 27-1　2019 年 11 月 25 日头部 CT 平扫。图 A：左侧颞叶可见大片低密度斑片影，边界不规则；图 B：与对侧相比，邻近脑回轻度受压变形，脑沟消失，左脑室轻度狭窄

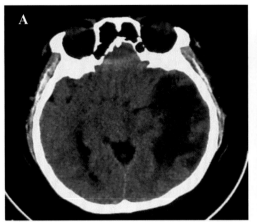
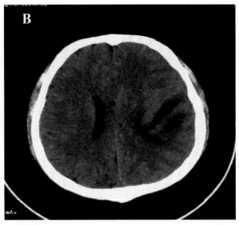

图 27-2 2019 年 12 月 2 日头部 CT 平扫提示。图 A：左侧颞叶可见较前增大的不规则斑片状低密度模糊影；图 B：脑沟消失，左脑室受压，中线轻度偏移

　　患者发病早期 MRI（见图 27-3）的 T_2 加权像提示左侧颞叶可见大片不规则高信号斑片影，其中可见多个病灶，中脑及斑片影周围可见脑实质肿胀以及白质水肿的条状影；斑片影中可见细长线状低密度管状影，左脑室受压消失，中线稍偏移。T_1 序列（见图 27-4）可见左侧颞叶边界不规则、密度不均匀团块影，左侧颞叶还可见线状强化影。

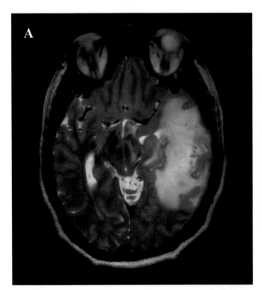
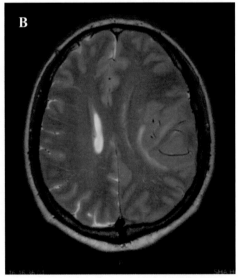

图 27-3 2019 年 11 月 27 日头部 MRI 的 T_2 加权像。图 A：左侧颞叶可见大片不规则高信号斑片影，其中可见多个病灶，中脑及斑片影周围可见脑实质肿胀以及白质水肿的条状影；图 B：可见细长线状低密度管状影，左脑室受压消失，中线稍偏移

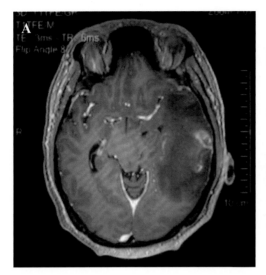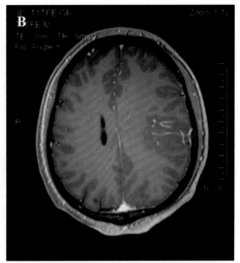

图 27-4　2019 年 11 月 27 日头部 MRI 的 T₁ 序列。图 A: 可见左侧颞叶边界不规则、密度不均匀团块影; 图 B: 左侧颞叶还可见线状强化影

据影像学表现较难分辨脑胶质瘤和中枢神经系统血管炎，需结合患者病理结果及中枢神经系统症状的进展速度加以诊断。

病理科意见

患者的组织病理来源包括肠道黏膜活检标本和颅内占位切除手术病理标本。多次结肠镜黏膜活检的特点符合溃疡性结肠炎诊断，病变呈连续性、弥漫性分布，结肠黏膜可见急慢性炎症表现并存，如隐窝结构紊乱、隐窝炎及隐窝脓肿，固有层可见多量浆细胞浸润。特殊染色：刚果红（－），醇化刚果红（－）。

从多次结肠黏膜活检病理结果判断，病情整体控制欠满意，呈慢性反复活动的表现，肠道无淀粉样变性的证据。

会诊外院左侧颞叶占位切除手术病理（见图 27-5）提示：镜下见脑组织内新鲜陈旧出血，片状凝固性坏死，另见灶性梗死，血管壁增厚；低倍镜下可见炎症细胞浸润血管壁，血管内膜增厚，血管狭窄；高倍镜下可见淋巴细胞与中性粒细胞浸润，未见淀粉样物质。

综合以上结果，考虑符合中枢神经系统血管炎病理表现。

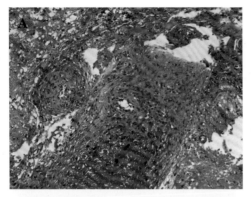

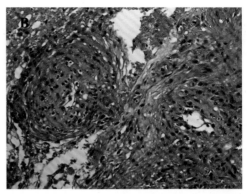

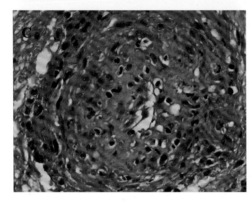

图 27-5　2019 年 12 月术后病理。图 A：可见部分缺血性坏死灶（HE，×100）；图 B（HE，×100）和图 C（HE，×200）：可见血管壁有炎症细胞浸润，血管腔狭窄

总　结

　　本例患者为溃疡性结肠炎（ulcerative colitis，UC）合并中枢神经系统（central nervous system，CNS）血管炎，被误诊为脑胶质瘤并行手术切除的一例罕见炎症性肠病（inflammatory bowel disease，IBD）及其共患疾病的病例。炎症性肠病的肠外表现主要累及关节、皮肤、肝脏以及眼睛等器官，很少累及中枢神经系统。据报道，炎症性肠病患者的中枢神经系统表现主要包括血栓栓塞性疾病、癫痫、脊髓相关疾病、系统性血管性疾病及脑血管性疾病。目前认为，溃疡性结肠炎合并中枢神经系统血管炎与基因易感性、T 淋巴细胞介导的细胞毒性、免疫复合物沉积等因素相关，也有使用阿达木单抗后出现中枢神经系统症状的报道。根据文献检索结果，目前报道的溃疡性结肠炎合并中枢神经系统血管炎的患者仅有 12 例，十分罕见。各例患者的临床表现、轻重程度也各有不同，其中仅 5 例患者通过活检诊断，其余大多使用影像学检查等无创检查进行诊断。

中枢神经系统血管炎与肿瘤性疾病的鉴别仍存在较多困难，明确诊断一般需要活检，但目前暂时没有针对活检时机的指南意见或共识。在影像学上，肿瘤性疾病大多表现为团块状，而血管炎性疾病呈现弥散性、斑片状及密度偏低不均一的特点。其次，肿瘤性疾病一般不会在数天内迅速进展，没有明确的中枢神经系统症状加重。再次，对于高度怀疑中枢神经系统血管炎的患者，可以尝试使用激素治疗，肿瘤性疾病对激素一般不敏感；相反，中枢神经系统血管炎患者普遍对激素有较好的治疗反应，甚至可以达到完全缓解的程度。一旦患者中枢神经系统血管炎诊断明确，应当迅速启动激素治疗。有研究表明，激素单药治疗对原发性中枢神经系统血管炎患者的治愈率可以高达 85%，且复发率较低，加用免疫抑制剂的获益尚不明确。通过本例的学习，临床医生可以了解并掌握炎症性肠病合并中枢神经系统表现的诊断思路、诊断手段和治疗选择，以期达到早诊断、早治疗、改善患者预后的目的。

参考文献

[1]   Masaki T, Muto T, Shinozaki M, et al. Unusual cerebral complication associated with ulcerative colitis[J]. J Gastroenterol, 1997, 32(2): 251-254.

[2]   Parks PT, Easton AS. Cerebral vasculitis in ulcerative colitis is predominantly venular: case report and review of the literature[J]. Case Rep Rheumatol, 2019: 9563874.

北京协和医院消化内科

田博文　李　玥

Case 28

特发性肠系膜静脉肌内膜增生病例多学科讨论

患者，男性，64岁，主诉"间断腹痛、排便困难半年"。

▶ 现病史

半年前，患者出现右中下腹疼痛，伴腹胀，排气、排便停止。至当地医院就诊，诊断为"肠梗阻"，予以灌肠后症状缓解；后患者肠梗阻症状反复发作。3个月前，患者腹痛加重，右下腹可触及包块，于当地医院行胃镜、肠镜检查未见异常，腹部CT提示盆腔小肠壁增厚伴轻度强化，疑诊"克罗恩病"，转入盛京医院。自病来，患者体重下降2.5kg。既往史无殊，否认长期用药史。

▶ 入院查体

患者腹部平坦，未见胃肠型和蠕动波，腹软，全腹无压痛、反跳痛及肌紧张。

▶ 辅助检查

血常规：WBC $3.56 \times 10^9/L$，Hb 126g/L，PLT $259 \times 10^9/L$。肝功：白蛋白38.7g/L。CRP 11mg/L。余肾功能、离子等生化检查均正常。免疫方面：ANA、免疫球蛋白、风湿系列等免疫指标均呈阴性。感染方面：肝炎病毒、T-SPOT均呈阴性。

经肛双气囊小肠镜（见图28-1）：经肛侧进镜至回肠下段，见两处溃疡性病变，呈纵行分布，形态不规则，大小约为1.2~1.5cm，表面覆白苔，周围黏膜高度充血、水肿，前方管腔狭窄内镜不能通过。病理：慢性炎症，未见肉芽肿性病变。

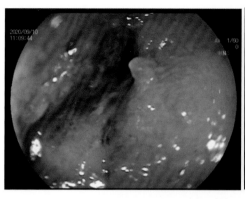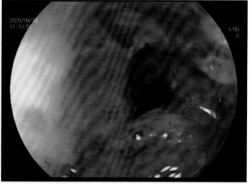

图 28-1　经肛双气囊小肠镜：经肛侧进镜至回肠下段，见两处溃疡性病变，呈纵行分布，形态不规则，大小约为 1.2～1.5cm，表面覆白苔，周围黏膜高度充血、水肿（图 A），前方管腔狭窄内镜不能通过（图 B）

初步诊断

不完全性肠梗阻；克罗恩病？

影像科意见

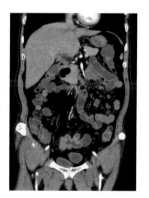

腹部 CTE（见图 28-2）所见肠道病变范围较局限，病变主要位于回肠远端，呈节段性分布，可见肠管纠集，管壁增厚、粘连，周围少量渗出。以上改变提示有回肠内瘘形成，影像学表现符合克罗恩病特点。

图 28-2　腹部 CTE：回肠肠壁增厚，肠腔狭窄

外科意见

患者近期肠梗阻症状反复发作，肠梗阻原因不清，肠镜和影像学检查提示回肠狭窄、有内瘘形成，有手术指征，且病变范围局限，故建议手术切除病变肠管解除梗阻，同时术后病理明确诊断。

治疗经过及后续随访

患者转入外科行腹腔镜下小肠部分切除术，术中见距回盲部5cm和20cm两处小肠肠壁增厚，肠腔狭窄，有内瘘形成，予以切除（见图28-3），其余小肠未见异常。术后患者恢复良好，进食及排便正常，随访至术后半年未复发。

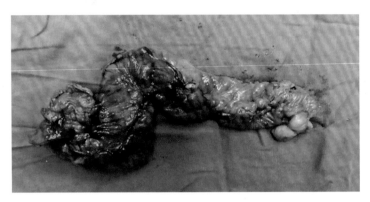

图28-3　腹腔镜下部分小肠切除（回肠内瘘）

病理科意见

切除肠管标本病理（见图28-4）镜下可见回肠溃疡呈节段性分布，多位于黏膜下层，全层炎不明显。系膜多处中等静脉管壁增厚，平滑肌增生，管腔狭窄，考虑为静脉闭塞致肠道缺血继发溃疡。最终病理诊断为特发性肠系膜静脉肌内膜增生。

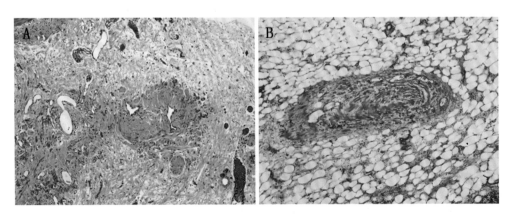

图28-4　手术切除肠管标本病理。图A：系膜中等静脉管壁增厚；图B：系膜静脉管壁增厚，平滑肌增生，管腔狭窄（HE染色，×200）

确定诊断

特发性肠系膜静脉肌内膜增生（idiopathic myointimal hyperplasia of the mesenteric veins，IMHMV）。

总　结

特发性肠系膜静脉肌内膜增生是一种病因不清的，以中-大管径肠系膜静脉和肠壁静脉非炎症性闭塞为主要病理表现的肠道缺血性疾病。该病多见于老年男性，临床表现为腹痛、便秘-腹泻交替、便血，呈进行性加重。特发性肠系膜静脉肌内膜增生的内镜表现多样，早期仅表现为黏膜水肿、红斑，亦可见纵行溃疡、铺路石样改变、地图样溃疡，直肠、乙状结肠最常受累，其次为降结肠，亦有少数病例仅累及空肠或回肠，与炎症性肠病难以鉴别，误诊率较高。

特发性肠系膜静脉肌内膜增生的诊断需依靠手术病理。大体标本可见肠壁增厚，肠腔狭窄，黏膜可见增生结节和溃疡，病变结肠系膜对侧可见大而硬的肠系膜脂肪小叶。镜下见肠系膜静脉完全闭塞，肌内膜增生，局部再通，但无炎症浸润，而伴行动脉正常。

从诊断到手术的中位数时间为 5 个月，该病对内科药物治疗无效，手术切除病变肠管既能明确诊断，也是根治性治疗。目前已报道的病例中，最长随访 7 年未复发。

本例患者为老年发病，表现为肠梗阻症状反复发作，虽然病变呈节段性分布，亦有小肠纵行溃疡和肠内瘘等克罗恩病特征性改变，但其发病年龄和临床表现与克罗恩病不相符。患者肠道病变范围局限，且有手术指征，故首先选择手术治疗，既能解除梗阻，亦可明确诊断。最终，术后病理证实为肠道血管性疾病。

参考文献

[1] Martin FC, Yang LS, Fehily SR, et al. Idiopathic myointimal hyperplasia of the

mesenteric veins: case report and review of the literature[J]. JGH Open, 2019, 27, 4(3): 345-350.

[2] Yantiss RK, Cui I, Panarelli NC, et al. Idiopathic myointimal hyperplasia of mesenteric veins: an uncommon cause of ischemic colitis with distinct mucosal features[J]. Am J Surg Pathol, 2017, 41(12): 1657-1665.

[3] Chiang CK, Lee CL, Huang CS, et al. A rare cause of ischemic proctosigmoiditis: idiopathic myointimal hyperplasia of mesenteric veins[J]. Endoscopy, 2012, 44 （Suppl 2）UCTN: E54-E55.

中国医科大学附属盛京医院

李　卉　田　丰

Case 29

肠道多发溃疡病例多学科讨论

消化科病史汇报

患者，男性，30岁，无业，因"腹泻伴消瘦1年，腹痛1周"就诊。

1年前，患者无明显诱因下开始反复腹泻，2～4次/日，水泻或黄色稀便，无脓血、无腹痛、无发热，胃口尚可，断续出现，可缓解。1个月前，患者开始出现体重减轻、腹泻加重，社区医院使用抗生素（克林霉素）有效果但停药后有反复。1周前，患者开始出现腹泻同时伴腹痛，阵发加重，排便后略缓解，发烧38.4℃，头孢类药物治疗无效收入病房。否认肝炎、结核及寄生虫病史。

▶ 入院检查

粪常规少量红细胞、白细胞，OB始终阳性，粪培养未见病原菌生长（4次）。WBC始终高于10×10^9/L，Hb始终高于100g/L（入院15天内）。

炎症指标：CRP>150mg/L（N = 0～3mg/L），ESR 74mm/h（正常范围为0～20mm/h）；传染性疾病指标：血结核抗体（－），T-SPOT（－），RPR（－），HIV（－），HBV-DNA < 1000，乙肝两对半（－），HCV-Ab（－）；风湿免疫指标：ANA（－），ENA系列抗体（－），ACL（－），MPO-ANCA（－），PR3-ANCA（－），血IgA、IgG、IgM正常，dsDNA正常；肿瘤指标：CA125 78.43U/mL（N=0～35U/mL），AFP、CEA、CA199、CA50、PSA、FPSA均正常。

消化科内镜医师意见

肠镜（见图29-1）所见：横结肠近肝曲处黏膜轻度充血水肿。直肠至横结肠中段可见多发性溃疡，大小不等：小溃疡可呈圆形，较深；大溃疡呈不规则或地图样；中等溃疡呈半圆形或环形，溃疡间黏膜增粗、充血、水肿。直肠近肛门溃疡面见血痂，乙状结肠散在黏膜点状出血。该患者结肠多发性溃疡，性质待定，感染不能排除。

患者胃镜（见图 29-2）表现：贲门溃疡（性质待定）；慢性充血渗出性胃炎，全胃炎胃窦为主（中度）。

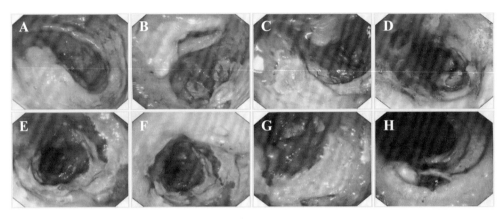

图 29-1　肠镜显示多发溃疡形态不规则且分布于多个肠段，性质待定，感染和肿瘤不能排除。图 A：升结肠；图 B：横结肠近肝曲；图 C：横结肠；图 D 和图 E：降结肠；图 F 和图 G：乙状结肠；图 H：直肠

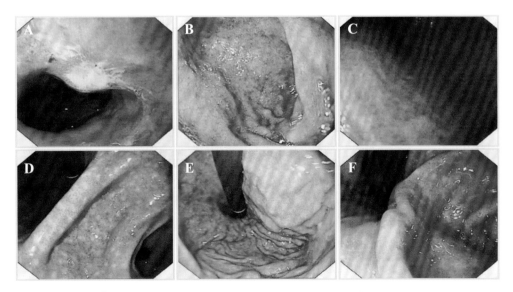

图 29-2　胃镜显示贲门溃疡，其余胃部略有糜烂和炎症表现。图 A：食管；图 B：十二指肠球部；图 C 和图 E：胃体；图 D：胃角－胃窦；图 F：胃角

病理科意见

病理（见图29-3）读片：横结肠溃疡边缘（图A）：结肠黏膜重度慢性活动性炎症伴有坏死组织；降结肠溃疡边缘（图B）：结肠黏膜层和黏膜下层重度慢性炎伴有活动性，淋巴组织增生活跃；直肠溃疡边缘（图C）：直肠黏膜中度慢性炎伴有活动性，部分上皮呈腺瘤性增生伴有轻度异型性。未见肉芽肿病变。

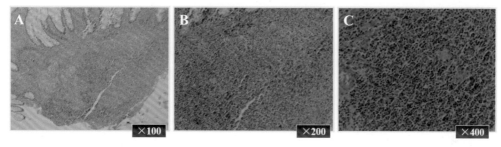

图29-3　肠镜活检标本病理显示结肠多发炎症活动，直肠部分上皮呈腺瘤性增生伴有轻度异型性。图A（×100）：横结肠溃疡近缘；图B（×200）：降结肠溃疡边缘；图C（×400）：直肠溃疡边缘

影像科意见

胸片：两肺未见明显活动性病变。B超：肝脾下移，脾大（约8～9个肋单元）。上腹CT平扫＋增强：胃底胃壁增厚，建议钡餐检查，脾脏增大。小肠CT重建：结肠和右侧回盲部部分肠管管壁增厚、毛糙；脾大；直肠前方低密度影，考虑盆腔积液。对这位患者，要考虑是否为淋巴瘤。

血液科意见

对该患者已经行骨髓穿刺，未见异常，但淋巴瘤通常到4期才有可能在骨髓穿刺中表现，建议专注肠道标本。

多学科讨论意见

建议调整患者状态后进一步获取肠道病理明确诊断。

后续治疗

抗炎：头孢他啶、头孢三嗪、氧氟沙星；对症：匹维溴铵；静脉营养支持；诊断性抗结核：异烟肼、利福平、乙胺丁醇。治疗后患者体温不退、腹痛不缓解、白蛋白进行性下降，治疗 10 日后发生自发性肠穿孔。

第二次多学科讨论外科意见

自发性肠穿孔急诊剖腹探查术中见肠腔大量粪汁性积液，量约 500mL，探查见乙状结肠中段、降结肠交界处三处穿孔，最大直径 0.5cm，穿孔相距 15cm，小肠、胃探查均为（－）。肠道形态与克罗恩病或者溃疡性结肠炎典型形态不同，坏死较为严重。

病理科意见

手术标本病理（见图 29-4）可见肿瘤异型细胞，建议行免疫组化明确性质，肿瘤细胞浸润肌层。

免疫组化染色（见图 29-5）提示CD3 和LCA 阳性，提示T细胞淋巴瘤。

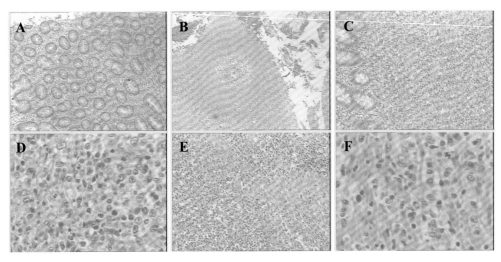

图 29-4　手术标本病理（HE 染色）。图 A：正常肠黏膜柱状上皮；图 B：炎症细胞浸润；图 C：正常柱状上皮伴有炎症细胞浸润，可见肿瘤异型细胞；图 D：肿瘤异型细胞浸润基层；图 E：肿瘤异型细胞浸润基层的全局照片；图 F：肿瘤细胞浸润肌层的放大

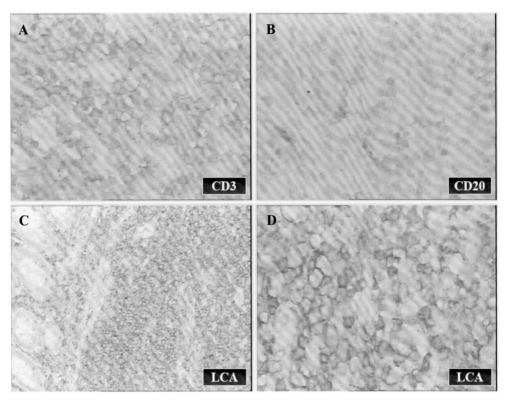

图 29-5 手术标本病理免疫组织化学染色：图 A 示 CD3（＋）；图 B 示 CD20（－）；图 C 和图 D 示 LCA（＋）

病理科整体解读：肠壁增厚，黏膜糜烂，浆膜见穿孔肿瘤累及肠壁各层，切缘见肿瘤组织浸润。肠系膜淋巴结（3/15）见肿瘤组织累及。免疫组化：ALK、EMA、CD20、CD79α、Perforin、CD4、CD8、CD56、CD68、CK（－）；LCA、CD3、DCHL-1、GrB、CD30、Ki-67（＋）。

诊　断

肠道 T 细胞性淋巴瘤。

总　结

结肠淋巴瘤占胃肠道淋巴瘤的 10%～20%，占结肠肿瘤的 0.2%~0.6%。患者以男性为主，50～70 岁多见；组织学上以 B 细胞为主，T 细胞少见。B 细胞的表面标志物为CD20和CD19；T细胞表面标志物主要包括CD103、CD45、CD3和CD4。从胃肠道淋巴瘤的组织学分类上来说，T细胞淋巴瘤通常只占约10%的病理类型，通常表现为溃疡型，在临床上要与溃疡性结肠炎相鉴别。本病例提示需要多次活检、注重病理和免疫组化染色以及多学科合作的重要性。

参考文献

[1] Okada M, Maeda K, Suzumiya J, et al. Primary colorectal T-cell lymphoma[J]. J Gastroenterol, 2003, 38(4): 376-384.

[2] Ding W, Zhao S, Wang J, et al. Gastrointestinal lymphoma in Southwest China: subtype distribution of 1,010 cases using the WHO (2008) classification in a single institution[J]. Acta Haematol, 2016, 135(1): 21-28.

上海交通大学医学院附属仁济医院

童锦禄　朱明明

Case 30

NEMO 综合征病例多学科讨论

消化科病史汇报

患儿，女性，6岁，因"反复发热54天"于2020年4月29日至瑞金医院就诊。

▶ **现病史**

2020年3月7日，患儿无诱因下出现发热，T_{max} 39.7℃，多为夜间发热，晨起热退，无其他伴随症状，但家属代诉炎症指标较高。予以阿莫西林克拉维酸抗感染无好转。

2020年3月11日，患儿左侧肋缘处疼痛，外院胸部CT提示"左肺下叶炎症、左侧胸腔积液"。给予美罗培南＋利奈唑胺抗感染治疗。3月15日，PPD（4＋，可见水疱），痰TB-DNA阴性，T-SPOT检测为阴性。3月17日起，加用异烟肼、利福平抗结核治疗，体温逐渐降至正常，胸痛缓解，复查ESR 60mm/h，胸部CT示胸腔积液较前吸收，血常规、CRP、PCT降至正常后出院。出院后规律口服抗结核药物。

4月8日，患儿再次发热，热型同前，伴有左肩关节、双膝关节及小腿肌肉疼痛。外院复查胸部CT提示左肺下叶炎症伴实变，左侧叶间裂增厚较前明显改善，左侧胸腔积液较前基本吸收，左侧腋下多发淋巴结轻度肿大。予加用派拉西林钠他唑巴坦抗感染治疗，异烟肼、利福平抗结核治疗同前，此次治疗效果欠佳，上述症状均无好转。4月12日，患儿出现间断性腹痛、腹泻，解黏液样便，1～2次/天。于外院检查后考虑肠道溃疡。4月20日起，加用吡嗪酰胺联合抗结核治疗，联用美沙拉秦、NSAIDs治疗。

▶ 既往史

患儿自幼反复发作口腔溃疡，伴有发热，外用药物后口腔溃疡可愈合，体温随即降至正常。自幼躯干四肢有色素沉着斑，但无明显自觉症状。

▶ 家族史

其母亲自幼有相同色素沉着斑，但随着成长，斑纹逐渐变淡（仅剩腹部）。2019年，患儿母亲因发热、腹泻、便血于当地医院就诊，行肠镜检查确诊为结肠溃疡，予以美沙拉秦治疗，病情控制一般。

▶ 体格检查

身高121.5cm，体重22kg，BMI 14.90kg/m^2，神志清，精神反应可，营养面色可，无库欣貌，毛发浓密，皮肤弹性可。全身皮肤见色素沉着（见图30-1），咽不红，口腔及舌可见多处溃疡，口唇无明显干燥；无鼻翼翕动；双肺呼吸音清，未闻及啰音；心率86次/分钟，心音有力，律齐；全腹软，无压痛、反跳痛；肝脾肋下未触及；肛周皮肤稍红，无破溃及瘘口；四肢皮温正常；肌力、肌张力正常，末梢循环好。

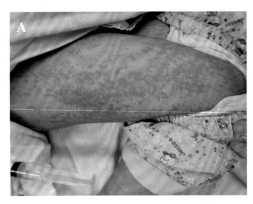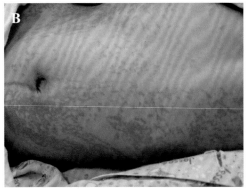

图30-1　全身皮肤见色素沉着。图A：下肢可见色素沉着；图B：躯干可见色素沉着

▶ 实验室检查

炎症相关指标升高，缺铁性中度贫血，低蛋白血症。WBC 13.70×10^9/L，N% 77.9%，Hb 87g/L，HCT 0.276，PLT 432×10^9/L，转铁蛋白1.37g/L，CRP 169mg/L，降钙素原0.59ng/mL，前白蛋白38mg/L，白蛋白28g/L，13碳尿素呼气试验28.1‰，CD3$^+$ 84.1%，CD3$^+$CD4$^+$ 57.1%，CD4$^+$/CD8$^+$ 2.73，NK绝对计数130个，IL-1 26.70pg/mL（↑），IL-2R 990.00U/mL，IL-6 43.60pg/mL，IL-8 80.10pg/mL，IL-10 12.10pg/mL，TNF 13.70pg/mL。肝肾功能、电解质、

血糖、淀粉酶、脂肪酶均正常；T-SPOT、乙肝病毒、丙肝病毒、CMV、EBV
抗体＋DNA、艰难梭菌、粪便培养均为阴性。ANA、ENA、ANCA、HLA-B27
均为阴性；细胞免疫相关指标未见异常。

　　肠镜检查（2020 年 5 月）：全结肠可见散在多发圆形溃疡，溃疡大小不等，
底部平坦，周边锐利，分别于回盲部、升结肠、横结肠、降结肠、乙结肠、直
肠多点多块活检（见图 30-2）。

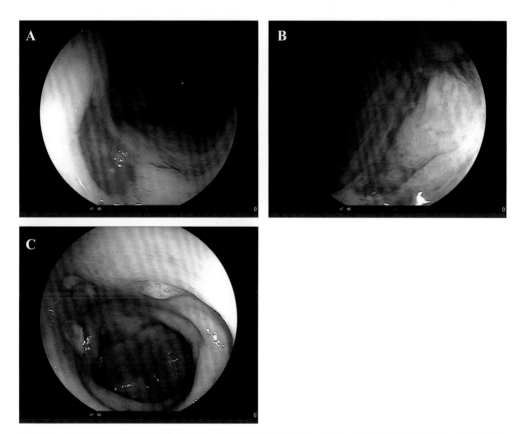

图 30-2　2020 年 5 月结肠镜检查。图 A: 升结肠圆形溃疡形成；图 B: 横结肠巨大溃疡形成，边缘锐利，
底部清晰；图 C: 结肠镜可见降结肠多发圆形溃疡形成

病理科意见

　　病理活检（2020 年 5 月）：EBV 感染（见图 30-3）。

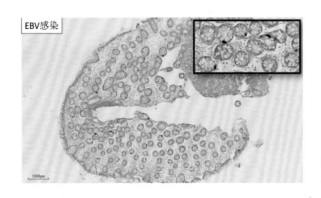

图 30-3　2020 年 5 月肠镜标本病理可见散在 EREB 阳性，提示 EBV 感染

影像学意见

小肠 MR（2020 年 5 月）：回盲瓣，升结肠溃疡，肠系膜淋巴结增生肿大，小肠未见异常（见图 30-4）。

胸部 CT（2020 年 5 月）：肺内实性病灶和胸腔积液已吸收，抗分枝杆菌感染治疗有效（见图 30-5）。

诊断与预后

该患儿反复多重感染（胞内菌、病毒），初步诊断为分枝杆菌感染可能性大，合并肠道 EBV 感染，不排除原发免疫缺陷疾病。结合既往史和家族史，患儿自幼反复发作口腔溃疡，躯干四肢色素沉着斑，其母亲自幼有相同色素沉着斑。2019 年 5 月，患儿母亲内镜检查示全结肠可见散在多发圆形溃疡和黏膜糜烂，溃疡大小不等，底部平坦，周边锐利，病灶形态与患儿相似。2020 年 5 月，患儿母亲内镜检查示全结肠可见散在多发圆形溃疡和黏膜糜烂，溃疡大小不等，底部平坦，周边锐利，病灶形态与患儿相似。对患儿行基因测序，发现患儿存在来源于母亲的 IKBKG 基因变异。该患儿最终诊断为单基因突变所致原发性免疫缺陷病 NEMO 综合征。调整治疗方案为异烟肼 0.33g（15mg/kg）、利福平 0.33g（15mg/kg）、乙胺丁醇 0.44g（20mg/kg）、沙利度胺 37.5mg/d、美沙拉秦 0.5g/d。经调整治疗方案后，2020 年 5 — 9 月，患儿病情好转，无再次发热，无关节肿痛，无腹痛、腹泻，近 4 个月体重增加 3.65kg。肠镜复查（2020 年 9 月）示全结肠可见散在多发圆形溃疡较前好转，部分溃疡修复，部分缩小（见图 30-6）。

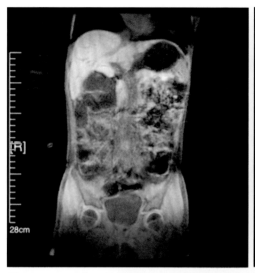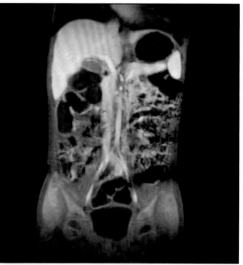

图 30-4 2020 年 5 月肠道 CT 所见回盲瓣和升结肠溃疡形成

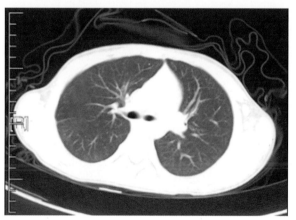

图 30-5 2020 年 5 月胸部 CT 示感染灶已吸收

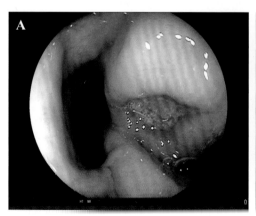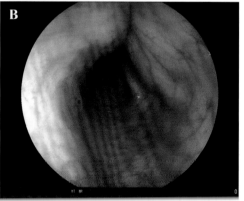

图 30-6 2020 年 9 月结肠镜复查。图 A：横结肠溃疡较前好转；图 B：结肠镜复查降结肠溃疡基本愈合

讨 论

NEMO综合征又称为Nfkb关键调节因子缺陷综合征，是一种罕见的单基因突变导致的原发性免疫缺陷病。临床上，NEMO综合征与炎症性肠病和重症感染较难鉴别。2015年，该病已经被正式归属于联合免疫缺陷，并延续至今。

NEMO综合征的临床表现多样，主要影响皮肤、免疫系统，并可能影响牙齿、骨骼、呼吸道、泌尿道、胃肠道等身体各部位。临床表现包括：①家族性色素失禁症；②NEMO结肠炎；③外胚叶发育不良。若患者有母系家族的色素失禁症病史，结合皮肤等外胚层的特异性表现，免疫功能缺陷，均需警惕NEMO综合征的可能，全面的免疫功能筛查有助于评估NEMO综合征，基因检测是确诊的唯一方法。

NEMO综合征的主要治疗原则包括免疫球蛋白替代，并发症治疗，造血干细胞移植（但不能治愈结肠炎），预防和控制感染。早期诊断和治疗是改善患者预后的关键。对于炎症性肠病表现，应联合消化科医生，根据病理学检查，合理制定诊疗方案。

参考文献

[1] Ricci S, Romano F, Nieddu F, et al. OL-EDA-ID syndrome: a novel hypomorphic NEMO mutation associated with a severe clinical presentation and transient HLH[J]. J Clin Immunol, 2017, 37(1): 7-11.

[2] Bousfiha A, Jeddane L, Picard C, et al. The 2017 IUIS phenotypic classification for primary immunodeficiencies[J]. J Clin Immunol, 2018, 38(1): 129-143.

[3] 刘洋，胡坚. NEMO综合征研究进展[J]. 中国实用儿科杂志，2019，34（11）：5.

上海交通大学医学院附属瑞金医院

顾于蓓 沈 锐

Case 31
系统性红斑狼疮并直肠瘘病例多学科讨论

消化科病史汇报

患者，女性，56岁，因"确诊系统性红斑狼疮18年，间断发热、血便4年"入院就诊。

▶ 现病史

18年前，患者无明显诱因下出现间断低热，伴全身乏力、双下肢红色斑疹，于外院就诊因符合1997年系统性红斑狼疮诊断标准确诊系统性红斑狼疮，给予口服药物治疗（泼尼松龙、雷公藤、环磷酰胺，剂量因疾病情况反复调整）。

4年前，患者自行停药，停药时间约半年，突然出现下腹疼痛，疼痛持续且剧烈，并排鲜血便，3~4次/天，量中等，不与大便混着，伴有发热，体温最高40℃，有畏寒、寒战、全身乏力。于外院就诊，CRP 121mg/L，ESR 58mm/h，行便培养未见异常。腹部MR：直肠中下段壁增厚，直肠后壁破裂，肠内容物外溢，周围炎症，考虑直肠穿孔，诊断"系统性红斑狼疮复发、直肠穿孔，骶前脓肿，败血症"。给予横结肠造瘘术，亚胺培南及甲硝唑抗感染治疗2周，且泼尼松加量至40mg/d，体温正常，经手术治疗后仍有排血便。出院后反复多次经历泼尼松减量至20~25mg时即出现发热，体温最高可达40℃。

3年前，就诊于天津医科大学总医院风湿免疫科，予以"泼尼松加量至50mg/d；环磷酰胺100mg/次，每周两次"。随后，泼尼松逐渐减量，半年前减量至5mg/d维持，门诊定期监测血、尿常规，肝肾功能，以及血清补体C3、C4及抗ds-DNA等免疫学指标。3年来，患者未再出现发热，但仍有间断血便。

患者自发病以来，精神、食欲、睡眠尚可，体重无显著变化。

▶ **既往史**

体健，否认外伤史、其他手术史、输血史，否认药物、食物过敏史。

体格检查：T 36.3℃，P 80 次/分钟，R 18 次/分钟，BP 112/72mmHg。神清，全身浅表淋巴结无肿大。面部无皮疹，双下肢可见散在红色斑疹。双肺呼吸音清，未及干湿啰音。心律齐，无病理性杂音。腹平坦，上腹壁可见结肠造口，黏膜红润，排气、排便正常，全腹无明显压痛，无反跳痛，肝、脾肋下未触及，移动性浊音（－）。双下肢无水肿。

实验室检查：2019 年 7 月，血常规 WBC 3.93×10⁹/L；尿常规尿蛋白（＋）；便常规未见异常；肝肾功能未见异常；抗核抗体谱：ANA 1∶1000，dsDNA 644.3U/mL；补体C3 26.4mg/dL，补体C4 4.37mg/dL；EBV 及 CMV IgG（＋），IgM（－）及 DNA（－）；肿瘤标志物（CEA，AFP，CA199，SCC，CA724，CA242）未见异常。

肠镜检查：经造瘘口向回盲部进镜约 40cm 到达回盲部，所见结肠黏膜光滑，色泽正常；经造瘘口向横结肠及降结肠方向进镜，黏膜光滑，可见片状充血糜烂，进镜约 40cm 有肠腔狭窄，镜身无法通过；经肛门进镜（见图 31-1）：距肛门约 10cm，肠腔狭窄，镜身不能通过，可见肠瘘开口，周边肠黏膜粗糙，直肠黏膜充血水肿发红。诊断：结肠造瘘术，直肠瘘，直肠狭窄。病理（见图 31-2）考虑慢性炎症。

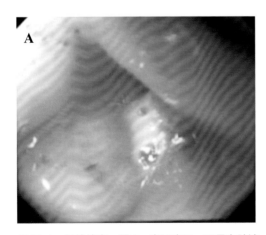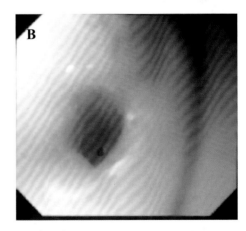

图 31-1　肠镜检查。图 A：直肠瘘口，可见有脓液；图 B：直肠瘘口

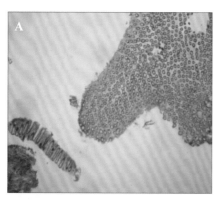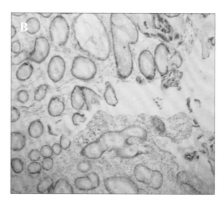

图 31-2　直肠瘘口周围黏膜活检。图 A（HE 染色，×40）：显示黏膜隐窝结构规则。图 B（HE 染色，×100）：黏膜隐窝结构轻度改变，间质轻度纤维化伴少许慢性炎细胞浸润

影像科意见

　　盆腔 MR 平扫＋增强检查（见图 31-3）示：直肠壁增厚，后壁窦道形成，并骶前脓肿。在 T_2WI 图像中，窦道及脓肿壁呈低信号，其中的液体呈高信号；T_1WI 增强检查窦道和脓肿壁明显强化而呈高信号，其中液体无强化而呈低信号。多参数、多方位成像是磁共振检查的优势。矢状位检查更加清晰显示脓肿与直肠和骶骨的关系。

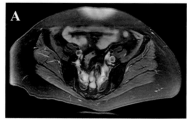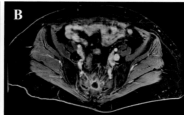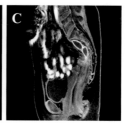

图 31-3　盆腔 MR 平扫 T_2WI（图 A）及增强检查横断面（图 B）及矢状位（图 C）图示。图 A：T_2WI 图像中窦道及脓肿壁呈低信号，其中的液体呈高信号；图 B 和图 C：T_1WI 增强检查窦道和脓肿壁明显强化而呈高信号，其中液体无强化而呈低信号

外科意见

　　患者患有系统性红斑狼疮病史多年，4 年前出现肠道症状及发热，确诊为直肠穿孔合并骶前感染，于外院行横结肠造口术，通过粪便转流方式缓解病情，改善生活质量。直肠解剖位置较为特殊，其位于腹膜反折水平以上的直肠上段一旦发生穿孔，可以导致游离穿孔、弥漫性腹膜炎；而发生在反折水平以

下的直肠穿孔，可造成盆底软组织感染而非游离腹腔感染。当时患者出现直肠穿孔的感染中毒症状时，属于急症情况，应予以积极处理。一方面，需评估手术切除的可行性和患者的耐受能力，如不可行手术切除，则应迅速行肠造口转流术，以避免污染进一步加重；另一方面，应评估感染状况，如有脓肿形成，应考虑切开或穿刺引流，同时加强抗感染治疗。该例患者结肠造口术后积极治疗原发病，控制病情进展，病情稳定，需要再评估肠道炎症、穿孔和瘘管情况，以确定有无二期手术的机会和可能。

免疫风湿科意见

系统性红斑狼疮作为一种可累及多系统的自身免疫性疾病，其病因、发病机制复杂。本例患者因停药导致疾病复发，表现为肠穿孔、发热等。在反复就诊过程中，接诊医生已考虑到疾病的复发，但因存在腹腔感染，所以免疫抑制剂的使用不够坚决。因免疫复合物沉积或抗体的直接侵袭导致血管壁发生炎症和坏死，继发血栓形成可使管腔狭窄，进而出现局部组织器官缺血和功能障碍的表现。肠道血管CT造影是诊断狼疮肠系膜血管炎的重要检查，可见不规则血管分支形成、血管狭窄等血管炎征象。本例患者为中年绝经后女性，既往确诊系统性红斑狼疮多年，长期不规则服用激素、非甾体类抗炎药物及免疫抑制剂，并出现直肠穿孔及骶前脓肿。此类患者存在狼疮活动且感染问题严重，病情重，死亡风险高，建议针对免疫紊乱引起的血管炎和感染，采用激素、免疫抑制剂及有效的抗感染治疗方案，评估感染状况，必要时请外科行穿刺引流，提高患者的治疗成功率。

后续治疗

考虑目前患者系统性红斑狼疮病情稳定，且有恢复正常排便功能的强烈愿望，但肠道方面仍存在直肠窦道及骶前脓肿，故在本次住院期间，经过充分病情评估和多学科会诊讨论后，认为有行二期手术的机会和必要性。在与患者充分沟通后，为其行二期手术，即超低位直肠前切除术+乙状结肠-肛门吻合。

病理科意见

手术切除肠管一段，长10cm，直径2cm，其上见一瘘口，最大径1cm，直肠瘘口处显微镜下可见黏膜慢性炎症、黏膜萎缩，伴出血、糜烂，局部黏膜菲薄，黏膜下层广泛水肿，淋巴管轻度扩张，未发现血管炎及血栓形成，局部黏膜下层纤维脂肪增生，其中见数个多核巨细胞，肠壁外浆膜瘀血、水肿伴炎细胞浸润，结合临床，符合肠瘘所致病理改变。

该患者有系统性红斑狼疮病史。系统性红斑狼疮典型的病理学改变包括炎症反应、苏木素小体和血管壁洋葱皮样破坏。本次病理可见肠壁间质水肿及炎症反应，未见血管破坏，而肠黏膜的萎缩仍能提示肠缺血，说明可能存在血管病变，故推测与系统性红斑狼疮病史具有一定相关性。需要与之鉴别的疾病：①克罗恩病，本例不具备病变阶段性分布、肠黏膜隐窝结构改变、裂隙状溃疡、非坏死性肉芽肿等克罗恩病的典型形态学改变，故可除外；②白塞病，本患者缺乏典型的白塞病临床征象，即可除外。

总　结

本病例特点：①患者为中老年女性；②确诊系统性红斑狼疮18年，口服激素及免疫抑制剂多年；③患者有腹痛、血便的病史；④腹部MRI检查显示直肠后壁增厚，后壁窦道形成，并骶前脓肿；⑤肠镜显示直肠穿孔，瘘口可见脓液。以上特点支持系统性红斑狼疮并直肠穿孔诊断。最终诊断：系统性红斑狼疮，直肠穿孔，横结肠造瘘术后，后壁窦道形成并骶前脓肿。

系统性红斑狼疮是一种累及多系统的慢性自身免疫性疾病，通过自身抗体、免疫复合物及T淋巴细胞功能异常而导致多个靶器官损害。据统计，50%的系统性红斑狼疮患者会出现消化系统症状，其中最常见的症状是急性腹痛，引起腹痛的部分原因是狼疮肠系膜血管炎。狼疮肠系膜血管炎约占系统性红斑狼疮的0.59%～9.70%，但若治疗或诊断延迟，引起肠梗阻和肠穿孔导致死亡的概率可达50%。

狼疮肠系膜血管炎通常发生于系统性红斑狼疮活动期，通过循环自身抗体形成免疫复合物沉积在血管中，导致血栓形成和肠道血管炎症，可导致肠道溃疡、坏死，并最终引起穿孔。狼疮肠系膜血管炎最常见的肠血管受累部位是肠系膜上动脉，以空肠和回肠病变为主。直肠的血供来源于肠系膜下动脉和髂内动脉，因为血管丰富而不易引起缺血坏死，故系统性红斑狼疮合并直肠穿孔的病例在全球范围内极为罕见，目前国内外相关文献仅报道 11 例（8 女，3 男）。结合该例患者确诊系统性红斑狼疮有 18 年，多器官受累，考虑因狼疮肠系膜血管炎引起直肠穿孔；但在肠镜活检获取的组织病理诊断准确率很低，因为在黏膜层很难得获得血管炎性病变的证据。

正确的治疗应该建立在对狼疮肠系膜血管炎的发病机制的认识上。目前，推荐类固醇类药物，激素无效可加用免疫抑制剂（环磷酰胺或他克莫司），以 B 细胞为靶向的生物制剂及干细胞治疗为系统性红斑狼疮的治疗提供了新的选择。对这些病例的治疗亦要注意结合受累脏器的情况及患者具体情况，进行个体化选择，同时亦当注意感染的防治。目前，对系统性红斑狼疮合并直肠穿孔尚无统一的治疗方案，11 例系统性红斑狼疮合并直肠穿孔的患者分别接受了不同术式的手术治疗，手术方案取决于穿孔的位置和数量、腹膜炎的严重程度和患者的状况等。

狼疮肠系膜血管炎病情进展可出现肠穿孔、肠梗阻、急性腹膜炎等严重并发症，尽早使用激素治疗能极大地改善患者的预后，故早期诊断及治疗对于狼疮肠系膜血管炎患者尤为重要。

参考文献

[1] 胡成功，胡志，金晓东. 系统性红斑狼疮合并肠穿孔的临床分析[J]. 华西医学，2014，6: 1116-1117.

[2] Passam FH, Diamantis ID, Perisinaki G, et al. Intestinal ischemia as the first manifestation of vasculitis, Semin[J]. Arthritis Rheum, 2004, 34(1): 431-441.

[3] Jiang N, Bai W, Zhao JL, et al. Diagnosis and treatment directions and research frontiers of systemic lupus erythematosus (in Chinese)[J]. Sci Sin Vitae, 2021, 51: 887-900.

[4] Janssens P, Arnaud L, Galicier L, et al. Lupus enteritis: from clinical findings to therapeutic management[J]. Orphanet J Rare Dis, 2013, 8: 67.

天津医科大学总医院肠病管家团队

陈亚兰　吕　星　赵　新　宋文静

刘　刚　魏　蔚　俞清翔　曹晓沧

Case 32

重度溃疡性结肠炎生物制剂诱导缓解后突发加重病例多学科讨论

患者，女性，40 岁，因"间断便血、腹泻 5 年余，加重 3 月余"于 2021 年 6 月 5 日收入消化科。

2016 年 3 月，患者无明显诱因下出现黏液脓血便，每日 2～3 次，无腹痛、发热、恶心、呕吐等症状，并于 2016 年 3 月 23 日到西京医院门诊就诊。肠镜检查（见图 32-1）示：退镜距肛门 15cm 以下直肠可见散在点片状黏膜充血糜烂，肠壁表面覆脓性分泌物；距肛门 5cm 以下，病变较重，可见散在大小不等、形状不一的溃疡，底覆脓苔，血管纹理模糊紊乱或消失。内镜诊断：

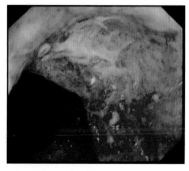

图 32-1　2016 年 3 月 23 日肠镜示直肠黏膜糜烂、溃疡

溃疡性结肠炎。病理示：直肠黏膜慢性炎急性活动伴淋巴组织增生。门诊诊断"溃疡性结肠炎"。治疗上予以"美沙拉秦缓释颗粒（3g/d）＋美沙拉秦栓（1/晚）"。治疗后，患者便血症状好转。

2016 年 12 月，患者因"情绪不佳，再次便血 1 个月"入院，便血每日 2～3 次，伴少量黏液脓血，无腹痛，无发热、恶心、呕吐。入院查体腹部无明显阳性体征。实验室检查示：Hb 110g/L；白蛋白 33.2g/L；粪便潜血阳性；肾功能、ESR、术前感染、肿瘤标志物、TORCH 系列、EBV、艰难梭菌、肠道菌群均未见异常。2016 年 12 月 6 日肠镜示：退镜距肛门 5cm 以下病变可见散在大小不等、形状不一的溃疡，底覆脓苔，血管纹理模糊紊乱或消失。内镜诊断：

溃疡性结肠炎。病理：黏膜内急慢性炎症细胞浸润，黏膜肌层增厚，腺体减少，分布不均，黏膜慢性炎急性活动伴糜烂。诊断为"溃疡性结肠炎"。治疗上予以"美沙拉秦缓释颗粒（4g/d）＋美沙拉秦栓＋美沙拉秦灌肠液"，患者便血症状好转；出院后继续给予美沙拉秦缓释颗粒＋美沙拉秦栓维持治疗，病情稳定。

2021 年 3 月，患者自诉进食冰箱内冻存肉类后开始出现腹痛，以左下腹为著，为间歇性绞痛，便后疼痛可缓解，伴有便血，每日 3～4 次，量多，为暗红色血液，伴里急后重、肛门下坠感。患者自行每晚用美沙拉秦灌肠液＋地塞米松保留灌肠，症状无明显改善，遂每日清晨追加柳氮磺胺吡啶＋蒙脱石散灌肠，症状仍无明显改善，腹泻逐渐加重至每日 5～6 次，便血情况同前，遂就诊于当地医院。

2021 年 4 月 10 日，当地医院肠镜检查（见图 32-2）示：横结肠、脾曲、降结肠、乙状结肠、直肠黏膜充血水肿糜烂、溃疡、出血，上覆脓性分泌物，结肠袋消失，以降结肠、乙状结肠为著。病理示：慢性肠炎急性活动伴糜烂，隐窝脓肿形成，局部肉芽组织增生。免疫组化 EBER、CMV 均为阴性。腹部 CT 示：横结肠、降结肠及乙状结肠壁增厚。患者肠镜检查后腹泻加重至每日 10 余次，伴低热，最高体温 37.5℃，无寒战、盗汗等症状。当地医院予以甲泼尼龙 60mg 静滴，治疗 3 天后，患者腹痛、腹泻症状稍有缓解。

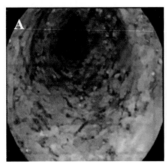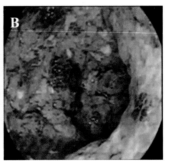

图 32-2　2021 年 4 月 10 日肠镜示降结肠（图 A）、乙状结肠（图 B）黏膜糜烂、溃疡

2021 年 4 月 18 日，患者接受第 1 次英夫利昔单抗 300mg 治疗，但症状无明显好转。遂于 2020 年 4 月 20 日再次予以甲泼尼龙 60mg 静滴，治疗 4 天后，患者腹痛、腹泻较前缓解，大便每日 5 次，为稀糊状，带少量血，遂将甲泼尼龙减量至 40mg 治疗 3 天后，转为口服泼尼松 40mg。并于 2021 年 5 月 1 次予以第 2 次英夫利昔单抗治疗。5 月 3 日，患者无明显诱因下再次出现腹泻加重，

大便每日可达 9 次，为稀糊状便，带少量血，伴有腹痛，加用匹维溴铵、利福昔明，症状无明显好转。

遂于 2021 年 5 月 6 日在西京医院消化科住院。查体：腹平软，上腹部压痛，无反跳痛，无肌紧张。辅助检查：血常规 WBC $9.95×10^9/L$，N $8.38×10^9/L$，Hb 95g/L；ESR 57mm/h；hsCRP 22.8mg/L；抗核抗体、pANCA 阳性；肠道菌群总数减少，大便转铁蛋白阳性；肝肾功能、甲状腺功能、病毒系列、EBV、G 试验、GM 试验、艰难梭菌、T-SPOT 均未见明显异常。

2021 年 5 月 7 日，我院肠镜（见图 32-3）示：降结肠以下可见弥漫性炎症，广泛黏膜充血、水肿、质脆，触之易出血，脓性分泌物附着肠壁，多发糜烂、溃疡，血管纹理模糊紊乱，直肠病变较轻。病理示：黏膜内急慢性炎症细胞浸润，腺体形态不规则，分布不均匀，黏膜慢性炎急性活动伴糜烂，形态学符合溃疡性结肠炎。

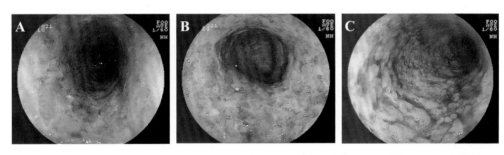

图 32-3　2021 年 5 月 7 日肠镜示降结肠以下弥漫性炎症，伴糜烂、溃疡。图 A：降结肠；图 B：乙状结肠；图 C：直肠

再次追问患者病史。患者于 2021 年 3 月曾 2 次接种新冠疫苗，同时出现腹痛、便血症状，并逐渐加重。当前，患者只完成 2 个周期的英夫利昔单抗治疗，且英夫利昔单抗治疗后，腹泻症状稍有好转，建议患者提前进行第 3 次英夫利昔单抗加强治疗。但由于医保报销问题，患者要求出院，遂于 2021 年 5 月 12 日在医保报销医院完成第 3 次英夫利昔单抗加强治疗。治疗后，患者腹痛较前稍有缓解，大便次数减少至每日 5～6 次，为稀糊状，便中混杂少量血。

2021 年 6 月 3 日，外院复查肠镜（见图 32-4）示：升结肠、肝曲、横结肠、脾曲、降结肠、乙状结肠、直肠黏膜水肿、溃疡、糜烂、出血，以肝曲以下为著；英夫利昔单抗血药浓度 12.3μg/mL，抗英夫利昔单抗抗体的浓度小于 4ng/mL。患者每日腹泻仍有 5～6 次，便中带少量血，伴下腹部疼痛。遂于 2021 年 6 月

5日再次至我科住院治疗。此次发病3个月以来，患者体重减轻约9kg，BMI 15.6kg/m²。入院查体：心肺未见明显异常，上腹部压痛阳性，无反跳痛，无肌紧张，肠鸣音正常。辅助检查：ESR 64mm/h；hsCRP 39.4mg/L；白蛋白 30.2g/L；肠道菌群总数减少，大便潜血阳性；艰难梭菌、单纯疱疹病毒（＋），肾功能、大便培养、EBV均未见异常。

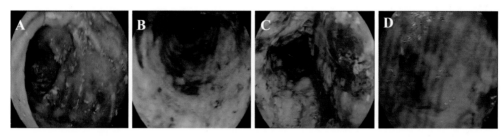

图32-4　2021年6月3日肠镜：全结肠黏膜糜烂、溃疡、出血。图A：升结肠；图B：横结肠；图C：降结肠；图D：直肠

病理科意见

2016年3月和12月，患者分别做了肠镜黏膜活检，可见到黏膜内淋巴细胞、浆细胞及中性粒细胞浸润，黏膜表面腺体减少，分布不均，提示为黏膜的慢性炎急性活动。

2021年4月，外院病理玻片镜下见大量炎症细胞浸润，隐窝脓肿形成，局部表面上皮缺失，间质肉芽组织增生，仍为黏膜慢性炎急性活动表现。

2021年5月，我院肠镜复查活检，光镜下可见大量炎症细胞浸润，腺体形态不规则，分布不均匀，炎性改变。

综合以上4次病理情况，在形态学上符合溃疡性结肠炎的表现，具体诊断请结合临床。

诊　断

溃疡性结肠炎（慢性复发型 广泛结肠 重度 活动期）。

治　疗

患者入院检查艰难梭菌、单纯疱疹病毒阳性，予以万古霉素（125mg，口服，4 次/日）抗艰难梭菌、更昔洛韦（0.25g，静滴，2 次/日）抗病毒、补液营养支持治疗；并于 2021 年 6 月 7 日予以维得利珠单抗 300mg 治疗，治疗 10 天后，患者大便次数减少至每日 1～3 次，无肉眼血便。

此后，患者于 2021 年 6 月 21 日、7 月 19 日、9 月 16 日规律完成 3 个周期的维得利珠单抗治疗。

2021 年 10 月 26 日复查肠镜（图 32-5）：横结肠、脾曲、降结肠、乙状结肠黏膜散在瘢痕样改变，散在黏膜充血、糜烂；直肠黏膜散在糜烂。2021 年 11 月 15 日完成第 5 次维得利珠单抗治疗。

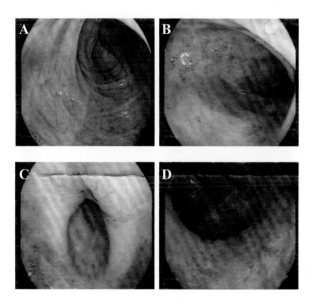

图 32-5　2021 年 10 月 26 日肠镜：横结肠（图 A）、降结肠（图 B）、乙状结肠（图 C）黏膜散在瘢痕样改变，散在黏膜充血、糜烂；直肠（图 D）黏膜散在糜烂

2021 年 11 月 20 日，患者在无明显诱因下出现血便，8～9 次/日，伴全腹痛，口服泼尼松片（25mg）后，便血减少至每日 3 次左右，规律减量泼尼松片（每周减 5mg）。

2021 年 12 月 8 日，患者再次便血加重，5～6 次/日，伴腹痛，提前行第 6 次维得利珠单抗强化治疗，便血症状无明显改善。复查血常规：WBC 15.43×10⁹/L，N% 88.4%，Hb 104g/L，流感病毒 IgM、单纯疱疹病毒 IgM 阳性，

CMV、艰难梭菌检测均为阴性。2021 年 12 月 15 日复查肠镜（见图 32-6）：降结肠、乙状结肠、直肠弥漫性炎症，多发糜烂、深大溃疡，局部血栓头形成。病理免疫组化：CMV（＋），EBER（－）。予以抗感染、抗病毒、补铁、补充白蛋白、营养支持等对症治疗，便血症状明显改善。2021 年 12 月 17 日测维得利珠单抗血药浓度 81.2μg/mL（参考值＞ 12.7μg/mL），抗维得利珠单抗抗体浓度（－）。患者知情同意后，于 2021 年 12 月 18 日予以托法替布（10mg，2 次/日）口服治疗，便血症状无改善，贫血进行性加重，Hb 最低达 72g/L，予以输血改善贫血症状。考虑患者为难治性重度溃疡性结肠炎，内科保守治疗效果欠佳，有外科手术指征，建议患者外科手术治疗，患者拒绝手术治疗，强烈要求继续内科保守治疗。

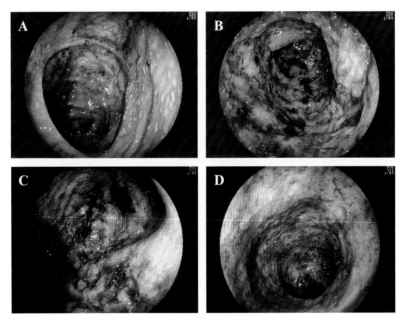

图 32-6 2021 年 12 月 15 日肠镜：横结肠（图 A）、降结肠（图 B）、乙状结肠（图 C）、直肠（图 D）弥漫性炎症，多发糜烂、深大溃疡，局部血栓头形成

2021 年 12 月 29 日，重新英夫利昔单抗（300mg）诱导治疗。2022 年 1 月 7 日，英夫利昔单抗（300mg）强化治疗一次；并于 2022 年 1 月 9 日予以乌司奴单抗（390mg）静脉滴注联合治疗 1 次。患者腹泻次数为 4～6 次/日，便血较前减少。2022 年 1 月 24 日，再次英夫利昔单抗（300mg）强化治疗 1 次，患者腹泻次数无变化，无肉眼血便。此后，患者每 4 周接受乌司奴单抗（260mg，静脉滴注）与英夫利昔单抗（300mg，静脉滴注）交替维持治疗。

后续随访

2022 年 2 月 10 日、2022 年 4 月 8 日，行乌司奴单抗（260mg，静脉滴注）治疗 2 次；2022 年 3 月 24 日，行英夫利昔单抗（300mg，静脉滴注）治疗 1 次。患者大便 1～3 次/日，黄色成形软便，无肉眼血便。2022 年 5 月 19 日复查肠镜（见图 32-7）：降结肠以下黏膜弥漫性炎症，广泛黏膜充血、水肿、糜烂，黏膜质脆，呈颗粒状，易出血，脓性分泌物附着肠壁，血管纹理消失，皱襞减少，肠管缩短变直，直肠局部肠腔略狭窄。

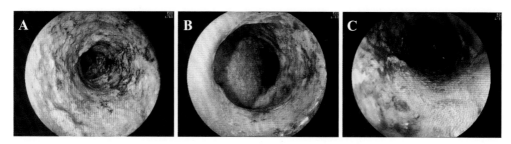

图 32-7　2022 年 5 月 19 日肠镜检查：降结肠（图 A）、乙状结肠（图 B）、直肠（图 C）弥漫性炎症，黏膜充血、水肿、糜烂

2022 年 5 月 20 日、7 月 23 日、9 月 23 日、12 月 1 日行英夫利昔单抗（300mg，静脉滴注）治疗 4 次，2022 年 6 月 23 日、8 月 23 日、10 月 26 日及 2023 年 1 月 1 日行乌司奴单抗（260mg，静脉滴注）治疗 4 次。2023 年 2 月 14 日复诊，大便 1～2 次/日，黄色成形软便，大便潜血（－），ESR 16mm/h，CRP < 0.797mg/L。复查肠镜（见图 32-8）：回肠末端未见异常，部分结肠节段性皱襞变浅，白色瘢痕改变，余所见黏膜未见异常。评估为内镜下缓解期。2023 年 2 月 14 日，予以英夫利昔单抗（300mg，静脉滴注）治疗，此后每 8 周行英夫利昔单抗（300mg，静脉滴注）维持治疗。

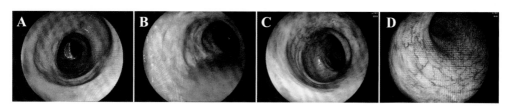

图 32-8　2023 年 2 月 14 日肠镜检查：结肠节段性皱襞变浅，白色瘢痕改变，余所见黏膜未见异常。图 A：横结肠；图 B：降结肠；图 C：乙状结肠；图 D：直肠

总　结

该患者为中年女性，主要症状表现为便血、腹泻。2016年，肠镜下直肠可见散在点片状黏膜充血糜烂，肠壁表面覆脓性分泌物，距肛5cm以下的病变较重，可见散在大小不等、形状不一的溃疡，内镜下符合直肠型溃疡性结肠炎表现，结合病理，诊断溃疡性结肠炎明确。予以美沙拉秦治疗后，患者症状明显好转，长期美沙拉秦维持治疗5年。2021年3月，患者症状加重，存在不洁饮食，同时症状加重出现在新冠疫苗接种之后，但目前尚无新冠疫苗诱发溃疡性结肠炎复发、加重的相关文献报道，因此本次复发是否与新冠疫苗接种相关，还需要谨慎考虑。病情加重后，常规美沙拉秦治疗无效，外院进行3次英夫利昔单抗＋激素治疗后，症状缓解不明显，仍有下腹痛，伴腹泻，每日5～6次，便中带血。患者完成3周期英夫利昔单抗＋激素治疗，效果欠佳，英夫利昔单抗血药浓度及抗英夫利昔单抗抗体均正常，考虑为英夫利昔单抗失应答，转换维得利珠单抗治疗。第一次治疗后，患者腹泻症状明显缓解；完成4个周期治疗后，患者症状完全缓解，ESR、CRP、血常规、肝肾功均正常，大便潜血阴性。国外研究表明，在中重度溃疡性结肠炎患者治疗中，尤其是对英夫利昔单抗失应答的患者，使用维得利珠单抗的临床缓解率优于阿达木单抗。国内共识也推荐维得利珠单抗用于治疗对英夫利昔单抗失应答的溃疡性结肠炎患者。因此，在该患者考虑英夫利昔单抗失应答后，转换维得利珠单抗治疗，并且取得了较好的临床疗效。

2021年11月，患者在无明显诱因下再次出现疾病复发，此时激素、维得利珠单抗、托法替布治疗后，便血症状无改善，考虑为难治性重度溃疡性结肠炎，有明确的外科手术指征，但患者拒绝手术，强烈要求内科保守治疗。对于这种难治性重症炎症性肠病患者，当单个生物制剂治疗效果欠佳时，可以选择生物制剂联合治疗。目前，国外也有生物制剂联合治疗病例、病例系列和回顾性研究报道。荟萃分析显示，使用联合治疗的临床缓解率和内镜缓解率分别为58%和34%，临床应答率和内镜应答率为72%和58%。因此，生物制剂及小分子联合应用对于难治性炎症性肠病患者可能是有效的治疗方案。如何选择生物制剂联合治疗？2020年，*Journal of Crohn Colitis*杂志发布了生物制剂联合治疗的决策建议，使生物制剂、小分子联合治疗有了一定的参考。同时研究显示，目前报道使用最多的两种联合治疗方式是维得利珠单抗＋抗-TNF抗体、维得利珠单抗＋乌司奴单抗，统计分析显示这两种方案对难治性炎症性肠病的临床应答率分别为50%和80%，内镜应答率分别为58%和76%，而不良事件发生率在10%～50%，各研究间差异性较大，尚缺乏高质量的研究数据。然而，临床过程中每位患者的病情不同，治疗的选择需要结合患者的病情及既往治疗情况而定。对于该患者，维得利珠单抗已经强化治疗，同时联合激素与小分子药物托法替布治疗，但患者临床症状并无改善，且大量便血导致的贫血逐渐加重，因此考虑更换治疗药物，选择英夫利昔单抗和乌司奴单抗联合治疗，同时考虑到该患者为重症患者，已经经历过多线的生物制剂治疗，选择乌司奴单抗进行连续静脉的强化诱导方案。最终，该患者在治疗3个月实现了症状缓解，12个月实现了内镜缓解。联合治疗过程中，该患者未出现不良事件和严重不良反应。在实现内镜缓解后，该患者以英夫利昔单抗单药继续维持治疗。

参考文献

[1] Favale A, Onali S, Caprioli F, et al.; Italian Group for the study of Inflammatory Bowel Disease (IG-IBD). Comparative efficacy of Vedolizumab and Adalimumab in ulcerative colitis patients previously treated with Infliximab[J]. Inflamm Bowel Dis, 2019, 25(11): 1805-1812.

[2] Sands BE, Peyrin-Biroulet L, Loftus EV Jr, et al.; VARSITY Study Group. Vedolizumab versus Adalimumab for moderate-to-severe ulcerative colitis[J]. N Engl J Med, 2019, 381(13): 1215-1226.

[3] 中国炎症性肠病诊疗质控评估中心，中华医学会消化病学分会炎症性肠病学组. 生物制剂治疗炎症性肠病专家建议意见[J]. 中华消化杂志，2021，41（6）：366-378.

[4] Privitera G, Onali S, Pugliese D, et al. Dual Targeted Therapy: a possible option for the management of refractory Inflammatory Bowel Disease[J]. J Crohns Colitis，2021,15(2): 335-339.

[5] Ahmed W, Galati J, Kumar A, et al. Dual biologic or small molecule therapy for treatment of inflammatory bowel disease: a systematic review and meta-

analysis[J]. Clin Gastroenterol Hepatol, 2022, 20(3): e361-e379.

[6] Mas EB, Calvo XC. Selecting the best combined biological therapy for refractory inflammatory bowel disease patients[J]. J Clin Med, 2022, 11(4): 1076.

空军军医大学附属西京医院消化内科

李小飞　陈　玲　李世森

李增山　梁　洁

Case 33

原发性胃肠道惰性 NK 细胞增殖性疾病病例多学科讨论

消化科病史汇报

患者，女性，56 岁，因"腹泻"于 2020 年 7 月至瑞金医院就诊。发现消化道溃疡 7 年余，胆囊切除术后 1 年。

初始于 2013 年体检时胃肠镜检查发现消化道多发溃疡，未予以治疗。

2015 年胶囊内镜检查提示小肠多发溃疡，口服美沙拉秦治疗。

2016—2018 年，进食后中上腹部不适，反复胃肠镜检查提示多发溃疡（较前无明显变化），予以对症治疗。

2019 年 7 月，消化道溃疡增多，予以沙利度胺治疗。

2019 年 9 月，因胆囊炎行胆囊切除术。

2019 年 11 月，消化道溃疡增多，予以糖皮质激素治疗。

慢性病程中，患者轻度腹痛，偶有腹泻，无发热、无消瘦。7 年中的病理诊断包括炎症性肠病、NK/T 细胞淋巴瘤、淋巴瘤样胃病、NK 细胞肠病、NK 细胞增生性疾病。患者有桥本甲状腺炎既往史，消化道肿瘤家族史。

既往就诊意见

胃镜检查（2018 年 7 月）：胃底、胃体见密集直径为 1.0cm 的浅溃疡及深溃疡，表面覆白苔，周围黏膜充血水肿，并可见溃疡愈合形成的星状疤痕。十二指肠球部、降段及水平段见多发溃疡（见图 33-1）。

胃镜病理（2018 年 7 月）：胃体大弯可疑 NK 细胞浸润，CD56（＋），Ki-67（＋，>60%），CD5（－），CD3（＋），CD20（－），Granzyme B（＋），TIA-1（＋），EBER（－）。

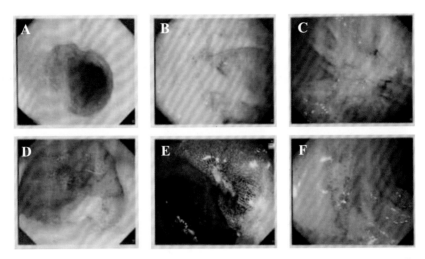

图 33-1　胃镜所见胃底、胃体、十二指肠多发溃疡。图 A：食管可见溃疡疤痕；图 B：胃体可见溃疡疤痕纠集；图 C：胃体可见溃疡疤痕纠集；图 D：胃窦可见大小约 1cm 圆形溃疡；图 E：十二指肠球部可见浅溃疡；图 F：十二指肠可见浅溃疡和黏膜肿瘤

肠镜检查（2018 年 7 月）：全结肠、直肠多发直径 0.7～1.0cm 溃疡，覆白苔，周围黏膜充血水肿，升结肠处见一处溃疡愈合，皱襞集中，溃疡中央可见增生组织形成（见图 33-2），末端回肠未见异常。

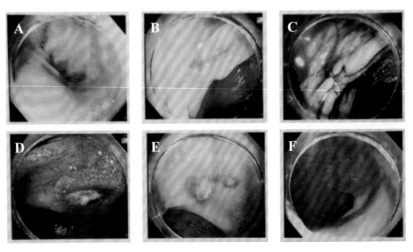

图 33-2　结肠镜可见全结肠多发形态各异溃疡。图 A：直肠可见阿弗他样溃疡；图 B：乙状结肠可见浅溃疡；图 C：乙状结肠可见不规则的浅溃疡形成；图 D：降结肠可见 1 枚圆形溃疡，大约 1cmn；图 E：横结肠可见数枚圆形溃疡；图 F：升结肠可见黏膜轻度糜烂

肠镜病理（2018 年 7 月）：溃疡周围见 M 细胞浸润，CD3（＋），CD20（－），Ki-67（＋50%），CD5（－），Granzyme B（＋），TIA-1（＋），CD56（＋），EBER（－）。溃疡中央固有膜见较多嗜酸性粒细胞浸润，可疑少数 NK 细胞浸润。

胆囊病理（2019 年 9 月）：胆囊淋巴组织增生伴不典型增生（见图 33-3）。

免疫组化与原位杂交结果：CD3（＋），CD7（＋），CD2（＋），CD4 部分（＋），CD8 少　数（＋），CD56（＋），TIA-1（＋），Granzyme B（＋），BCL2（100%＋），C-myc（20% 弱＋），Ki-67（10%～80%＋）。CD20，CD79a，CD5，CD30，CD10，BCL6，MUM-1，PD-1，PD-L1，EBER 均（－）。符合惰性 NK 细胞增殖性疾病表现。

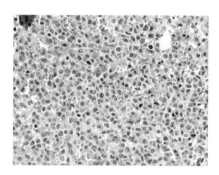

图 33-3　胆囊手术病理可见淋巴组织不典型增生（HE 染色，×100 倍）

后续再次入院治疗

2020 年 7 月，该患者为获得明确诊断与精准化治疗方案，首诊瑞金医院血液科。因患者存在腹泻症状，为鉴别炎症性肠病和胃肠道淋巴瘤，由血液科转诊收入消化科。

消化科检查

上消化道内镜检查（2020 年 7 月 10 日）：可见胃多发溃疡疤痕形成，十二指肠多发溃疡形成（见图 33-4）。

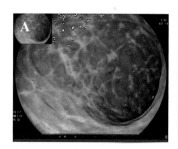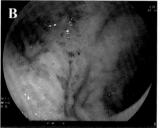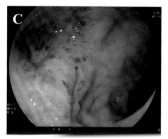

图 33-4　2020 年 7 月 10 日上消化道内镜检查。图 A：胃镜示胃体可见多发溃疡疤痕形成；图 B：十二指肠球部前壁溃疡形成，周边黏膜充血糜烂；图 C：十二指肠降段黏膜充血糜烂

经肛小肠镜检查（2020 年 7 月 10 日）：可见结肠、回肠中下段多发形态各异溃疡形成（见图 33-5）。

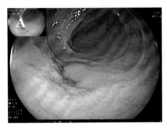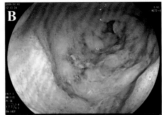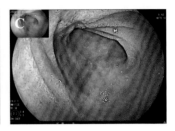

图 33-5　2020 年 7 月 10 日小肠镜检查。图 A：小肠镜示升结肠不规则溃疡形成；图 B：回肠下段可见不规则溃疡形成伴轻度肉芽组织增生；图 C：回肠中段可见偏侧短溃疡形成

病理科检查

胃与十二指肠活检病理检查（2020 年 7 月）：胃和十二指肠黏膜见较多淋巴细胞、浆细胞及粒细胞浸润，十二指肠黏膜局灶淋巴组织增生伴细胞形态不典型（见图 33-6）。

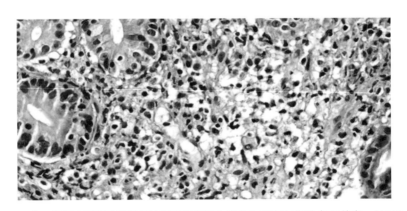

图 33-6　十二指肠病理活检提示局灶淋巴组织增生版细胞形态不典型（HE 染色，×100 倍）

免疫组化与原位杂交结果（2020 年 7 月）：CD3（＋），CD7（＋），CD4（＋），CD8 少　数（＋），CD56（＋），TIA-1（＋），Granzyme B（＋），Perforin（＋），BCL2（＋），Ki-67（约 40%＋）。CD20，CD79a，CD5，CD2，CD10，BCL6，MUM-1，C-myc，PD-1，PD-L1，EBER 均呈（－）。

分子病理诊断：T 淋巴瘤克隆性基因重排检查结果为阴性。

影像学检查

PET-CT检查（2020年7月）：胃体大弯侧局部胃壁稍厚，代谢轻度增高，SUV_{max} 3.0；十二指肠、回肠下端及末端回肠、盆组小肠多处肠壁局灶性代谢增高，SUV_{max} 6.9；降结肠和直肠肠壁局灶性代谢增高，SUV_{max} 7.1；肝胃间隙，肠系膜及腹膜后多发淋巴结显示或增大，短直径为8.1～9.9mm，代谢增高，SUV_{max} 5.1～6.4。

血液科检查

骨髓穿刺及外周血涂片检查：骨髓增生活跃，粒红比降低，粒红巨三系均增生活跃，血小板散在或成簇可见，髓片与血片中淋巴细胞分别占16.5%和44%，部分淋巴细胞颗粒增多、增粗。

骨髓细胞流式检查：未见明显异常造血细胞群体。

热点基因检测：NOTCH1 二级变异，变异比例为47.99%。NOTCH1 该位点为非同义突变，氨基酸发生改变，蛋白功能可能受到影响。该突变位点在 Cosmic 中登陆编码为COSM13088，并预测其具有致病性。该基因为NOTCH 信号通路的重要基因，NOTCH1 信号通路的激活是 T-ALL/LBL 发病机制中最主要的致癌事件，NOTCH1 改变（重排、突变）出现在50%的儿童和57%的成人 T-ALL/LBL 中。

诊断与治疗

该患者最终诊断为胃肠道惰性NK细胞增殖性疾病，由血液科和消化科共同制定治疗方案，予以来那度胺、去麦麸饮食治疗。

整体讨论

原发于消化道的NK/T细胞淋巴增殖性疾病（intestinal NK/T cell lymphoproliferative disorders），往往与EBV持续感染有关。全消化道均可受累，但最多见回肠、结肠表现，极少见孤立性小肠病变。所见报道中，内镜表现均为不规则溃疡、肠道糜烂。由于内镜与病理结果相近，该病较难与溃疡性结肠炎、克罗恩病、肠结核等相鉴别，所以大多数病例会经历误诊阶段。

EBV（＋）的胃肠道惰性NK细胞增殖性疾病患者，平均经历3.58次内镜检查方能得到阳性病理诊断。大约1/3的患者经手术后诊断。该疾病患者生存期短，诊断窗口短。而EBV（－）的胃肠道惰性NK细胞增殖性疾病更为少见和陌生，但它有足够的时间允许我们去诊断和思考。

目前，胃肠道惰性NK细胞增殖性疾病的发病原因不明，可能与食物过敏、HP感染、免疫调控失衡有关。临床表现呈现非特异性消化道症状，无肝脾肿大，无淋巴结肿大。受累脏器包括胃、十二指肠、小肠、结肠，偶有胆囊受累。内镜下表现为浅溃疡，息肉样改变。病程进展缓慢，对化疗不敏感。部分患者存在JAK3基因突变。

参考文献

[1] Du H, Chen H, Ma P, Du J. EBV-positive lymphoproliferative disease: a case report[J]. Int J Clin Exp Pathol, 2018, 11(2): 922-928.

[2] Wang Z, Zhang W, Luo C, et al. Primary intestinal Epstein-Barr virus-associated natural killer/T-cell lymphoproliferative disorder: a disease mimicking inflammatory bowel disease[J]. J Crohns Colitis, 2018, 12(8): 896-904.

[3] Hue SS, Oon ML, Wang S, et al. Epstein-Barr virus-associated T- and NK-cell lymphoproliferative diseases: an update and diagnostic approach[J]. Pathology, 2020, 52(1): 111-127.

[4] Koh J, Go H, Lee WA, et al. Benign indolent CD56-positive NK-cell lymphoproliferative lesion involving gastrointestinal tract in an adolescent[J]. Korean J Pathol, 2014, 48(1): 73-76.

[5] van Vliet C, Spagnolo DV. T- and NK-cell lymphoproliferative disorders of the gastrointestinal tract: review and update[J]. Pathology, 2020, 52(1): 128-141.

上海交通大学医学院附属瑞金医院

顾于蓓

Case 34

系统性红斑狼疮结直肠受累病例多学科讨论

消化科病史汇报

患者，女性，50岁，因"间断腹痛、腹泻、发热1年，加重2月"于2018年9月入院。

患者于2017年10月起间断下腹隐痛，伴腹泻黄色糊状便，6~7次/日，20mL/次；间断发热，T_{max} 38℃，无畏寒、寒战。

2017年11月，结肠镜检查示：进镜至回肠末段，回肠、结肠黏膜未见异常，直肠黏膜粗糙水肿，可见直径为0.8cm的溃疡，无苔。未予以特殊治疗。

2018年7月，患者腹痛、腹泻明显加重，黏液便约20次/日，偶有脓血，伴里急后重感，每日低热，体重下降12kg。查血常规：WBC 8.43×10^9/L，NEUT 83.5%，Hb 108g/L；ALB 33.8g/L。

2018年9月，结肠镜检查示：直肠多发大小不等溃疡，距肛门10~13cm可见深凿溃疡。病理：黏膜慢性炎症伴急性炎及溃疡形成，局部腺体增生伴肉芽组织形成。予以美沙拉秦1g qid，症状无改善，收入我院。患者既往有类风湿关节炎（rheumatoid arthritis，RA）病史40余年，系统性红斑狼疮（systemic lupus erythematosus，SLE）病史20余年；曾因心包积液、蛋白尿、血小板降低，接受注射用甲泼尼龙琥珀酸钠冲击联合环磷酰胺（cyclophosphamide，CTX）治疗；后长期口服氨甲蝶呤、羟氯喹、来氟米特维持，入院前近半年因胃肠道症状停用。

入院后查ESR 102mm/h，CRP 36.0mg/L；C_3 0.356g/L，C_4 0.048g/L；ANA（＋）H 1：320，抗dsDNA-ELISA 368U/mL。粪细菌、真菌培养、粪艰难梭菌毒素A和毒素B（－）；血CMV-DNA 500/mL，EBV-DNA（－）。肠系膜血管超

声未见异常。肠道超声示回盲部、横结肠、降结肠肠壁增厚伴溃疡形成。腹盆增强CT＋小肠重建（见图34-1）：直乙结肠、横结肠及降结肠、第6组小肠多发肠壁不规则增厚，伴异常强化，直乙结肠为著，炎性病变可能；乙状结肠局部壁菲薄，呈囊袋样突起。直肠磁共振检查示直乙交界、直肠多发溃疡，未见瘘管形成。

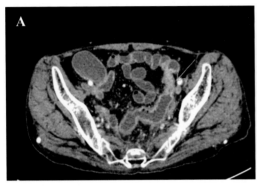
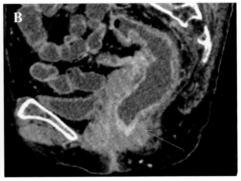

图34-1　腹盆增强CT＋小肠重建示：图A、B示直乙结肠壁不规则增厚，伴异常强化，浆膜面稍毛糙，周围脂肪间隙密度增高；图B示乙状结肠局部壁菲薄，呈囊袋样突起

　　考虑肠道病变与系统性红斑狼疮相关可能性大，因存在CMV病毒血症，10月8日起予以更昔洛韦250mg iv q12h治疗3周。

　　10月13日起，予以琥珀酸氢考100mg iv q12h治疗14天，过渡为泼尼松40mg po qd。因进食及肠内营养后腹痛、腹泻明显，予以全肠外营养支持。

　　10月31日复查结肠镜（见图34-2A）：进镜至距肛门约13cm，肠腔狭窄，内镜无法通过；直肠黏膜多发深大溃疡或深凿样溃疡。考虑治疗效果欠佳，11月2日起给予注射用甲泼尼龙琥珀酸钠40mg iv qd 3周→甲泼尼龙片36mg po qd，同时环磷酰胺0.2g iv qod。患者症状渐缓解，予肠内营养鼻饲泵入。

　　2018年12月，复查结肠镜（见图34-2B）：直肠多发溃疡较前略好转。后甲泼尼龙片规律减量，环磷酰胺0.6g iv/2周，逐步恢复正常饮食；体重增加15kg。

　　2019年7月，复查Hb 131g/L，ALB 38g/L，CRP、ESR、补体正常。复查结肠镜（见图34-2C）：进镜至回肠末段，距肛门20cm以下可见多发溃疡愈合瘢痕，部分管腔略僵硬变形。

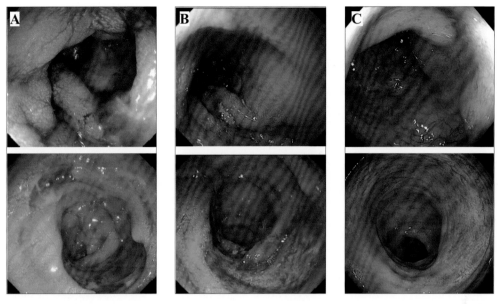

图 34-2 患者治疗前后结肠镜下表现。2018 年 10 月（治疗前）示直肠多发溃疡、深大溃疡，呈椭圆形或深凿样（图 A）；2018 年 12 月示溃疡较治疗前略好转（图 B）；2019 年 7 月示溃疡愈合，多发瘢痕形成（图 C）

病理科意见

患者病初（2017 年 11 月）外院结肠镜活检病理示直肠黏膜炎性渗出物、肉芽组织及慢性炎，隐窝结构紊乱。

2018 年 9 月，结肠镜活检病理提示直肠黏膜炎性渗出物、肉芽组织及黏膜显急性及慢性炎，灶性隐窝结构紊乱，偶见隐窝炎。

以上病理改变提示直肠炎症性病变、慢性溃疡。病因方面需考虑缺血、感染、药物损伤、炎症性肠病等。该例患者黏膜活检病理学形态特异性不强，需结合临床特点综合分析病因。患者长期服用免疫抑制药物治疗，直肠溃疡需警惕感染，应常规行免疫组化检测CMV、原位杂交检测EBV编码的RNA（Epstein-Barr virus-encoded RNA，EBER）等机会性感染的筛查。

影像科意见

患者腹盆增强CT＋小肠重建示直乙结肠、横结肠及降结肠、第 6 组小肠多发局部肠壁不规则增厚，黏膜面可见线样异常强化，浆膜面稍毛糙，周围脂肪间隙密度增高；直乙结肠为著；乙状结肠局部壁菲薄，呈囊袋样突起。肠道超声亦提示肠道为多节段病变。消化道受累的影像特点为多节段分布，结直肠受累为主，符合炎症性疾病表现，直乙结肠病变为著，溃疡深大，局部几近穿孔。从影像特点看，直乙交界溃疡深大呈囊袋样改变，不伴瘘管等穿通性病变，与典型克罗恩病表现不符。

风湿免疫科意见

患者系统性红斑狼疮、类风湿关节炎重叠综合征明确，长期随诊过程中出现肠道症状，伴发热，抗病毒治疗无明显改善，未发现其他感染证据，同时出现补体下降、抗dsDNA升高等系统性红斑狼疮病情活动的特征，考虑肠道病变为系统性红斑狼疮消化道受累的可能性大，但也需警惕血管病及其他病因所致的缺血性病变。应积极予以足量足疗程糖皮质激素联合环磷酰胺治疗，同时加强营养支持治疗。

目前，从患者治疗反应看，亦符合上述诊断。系统性红斑狼疮消化道受累罕见直肠溃疡表现，文献报道穿孔风险高，预后较差，治疗过程中需密切监测。

总　结

本患者肠道表现主要为结直肠受累。影像学检查示末段回肠、结肠短节段受累，病变最重的位于直肠、乙状结肠，局部几近穿孔。结肠镜检查示多发大小不等、深大或深凿样溃疡，偏圆形或椭圆形，边界清晰，基底洁净。病理未见肉芽肿改变，形态不特异。而患者基础系统性红斑狼疮、类风湿关节炎重叠综合征明确，长期应用免疫抑制药物。该患者鉴别诊断需考虑系统性红斑狼疮肠道受累、系统性红斑狼疮合并克罗恩病、药物相关因素；当然，作为免疫抑制人群，首先应除外感染。因此，经全面的感染筛查后，首先进行可疑CMV感染的治疗，但病情无改善。系统性红斑狼疮肠道受累与克罗恩病在临床表现、影像学、内镜及病理各方面存在一定差异。克罗恩病多见腹痛、腹泻、肛周病变；而系统性红斑狼疮因肠道受累部位不同，可有各种症状，最常见腹痛、恶心、呕吐等，亦可有穿孔。影像学方面，多节段病变在克罗恩病患者更多见，可有各种瘘管、窦道形成；而系统性红斑狼疮患者常表现为非特异性肠壁增厚伴强化，指压征、靶形征，可因平滑肌受累而表现为假性肠梗阻，肠腔扩张。内镜下，克罗恩病典型表现为纵行溃疡、铺路石征；而系统性红斑狼疮肠道血管炎可表现为散在的、边界清楚的圆形或椭圆形溃疡。克罗恩病经典病理表现为非干酪样肉芽肿；而系统性红斑狼疮虽为血管炎，但病理却很难找到血管炎证据，多表现为慢性非特异性黏膜炎症和血管病变引起的缺血性改变。系统性红斑狼疮合并克罗恩病在临床中十分罕见。两种疾病治疗方案也各有侧重，系统性红斑狼疮肠道受累强调积极应用足量糖皮质激素，并尽早联合环磷酰胺等免疫抑制剂；而克罗恩病更多考虑生物制剂，如TNF单抗的治疗。文献报道，系统性红斑狼疮血管炎更倾向累及肠系膜上动脉供血区域；结肠病变，特别是直肠受累相当罕见（0.2%），因直肠为双重血供。直肠受累的患者易发生穿孔，这与高死亡率相关。有病例报道系统性红斑狼疮结肠受累患者对类固醇耐药，在类固醇诱导后也可能发生穿孔。系统性红斑狼疮发生直肠溃疡的机制可能与系统性红斑狼疮引起肠系膜血管炎、抗磷脂抗体综合征（antiphospholipid antibody syndrome，APS）导致肠系膜血栓形成、CMV感染导致内皮损伤、类固醇使用引起血管硬化等因素导致黏膜缺血有关。因此，此类患者治疗周期长，治疗效果不确切，随访过程中应密切监测。

参考文献

[1] Katsanos KH, Voulgari PV, Tsianos EV. Inflammatory bowel disease and lupus: a systematic review of the literature[J]. J Crohns Colitis, 2012, 6(7): 735-742.

[2] Kaieda S, Kobayashi T, Moroki M, et al. Successful treatment of rectal ulcers in a patient with systemic lupus erythematosus using corticosteroids and tacrolimus[J]. Mod Rheumatol, 2014, 24(2): 357-360.

[3] Yau A, Chu K, Yang HM, et al. Rectal ulcers induced by systemic lupus erythematosus[J]. BMJ Case Rep, 2014, 2014: bcr2014205776.

北京协和医院消化内科

徐蕙 李玥

Case 35

克罗恩病患者应用生物制剂治疗后合并 EBV 性肺炎病例多学科讨论

患者，男性，15岁，因"间断腹痛、排稀便半年，加重伴便血1个月"就诊。

▶ **现病史**

患者半年前出现腹痛，为脐周隐痛，排黄色稀便，4～5次/日，排便后腹痛缓解。1个月前，上述症状加重，排暗红色血便，2～6次/日，间断发热，最高体温38℃，于当地医院就诊。行肠镜检查提示：横结肠中段至直肠节段性分布纵行溃疡。予以抗感染治疗效果不佳，转入盛京医院。近1个月，患者体重下降10kg。患者既往1年前发现贫血，未系统诊治。

▶ **入院查体**

体形消瘦，腹部平坦，腹软，全腹无压痛、反跳痛及肌紧张。

▶ **入院检查**

入院完善相关检查。血常规：WBC 10×10^9/L，Hb 78g/L，PLT 558×10^9/L。白蛋白28g/L。CRP 21mg/L。余肾功能、离子等生化检查均正常。免疫方面：ANA、免疫球蛋白、风湿系列等免疫指标均呈阴性。感染方面：EBV IgM、EBV DNA、CMV IgM、CMV DNA均呈阴性，肝炎、T-SPOT阴性，便培养阴性，C.diff阴性。胸部CT正常。

肠镜（见图35-1）检查：进镜至横结肠中段无法继续进镜，见横结肠、降结肠、乙状结肠黏膜充血糜烂，可见纵行溃疡及多发地图样不规则溃疡，部分较深，周围黏膜呈结节样增生，局部肠腔变窄，直肠黏膜可见充血水肿糜烂、溃疡及出血点。

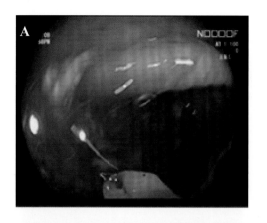
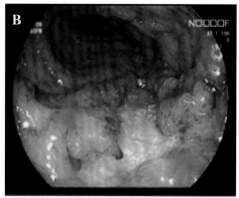
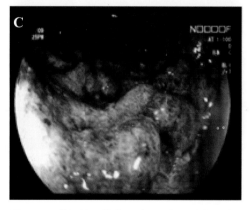
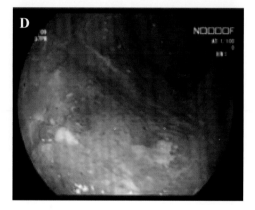

图 35-1　结肠镜：横结肠（图 A）、降结肠（图 B）、乙状结肠（图 C）黏膜充血糜烂，可见纵行溃疡及多发地图样不规则溃疡，部分较深，周围黏膜呈结节样增生，局部肠腔变窄，直肠黏膜（图 D）可见充血水肿糜烂、溃疡及出血点

初步诊断

克罗恩病疑诊。

影像科意见

该患者 CTE（见图 35-2）见肠道炎症较重，病变从横结肠远端开始，肠壁明显增厚，分层强化，考虑为活动性炎症；小肠无明显异常。肠道的影像学改变符合炎症性肠病特点。

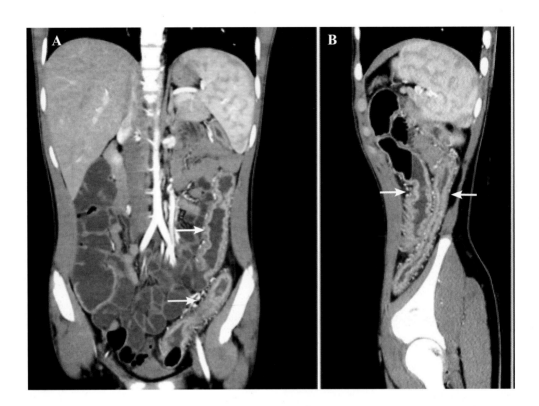

图 35-2　CTE：横结肠以远肠壁（图 A：正位；图 B：侧位）明显增厚，分层强化

病理科意见

肠黏膜病理可见隐窝改变，有隐窝脓肿形成，固有层较多淋巴细胞、浆细胞浸润，黏膜基底见炎症细胞浸润。EBER 免疫荧光和 CMV 免疫组化染色均呈阴性。肠道病理改变符合炎症性肠病诊断。

消化科意见

患者半年前出现肠道症状，病史较长，我院肠镜可见纵行溃疡，CTE 和肠黏膜病理均支持克罗恩病诊断，免疫指标及感染相关检查均呈阴性。综合以上，考虑克罗恩病诊断成立。该患者发病年龄小，病变范围广，存在"病情难以控制"的高危因素，且镜下黏膜炎症重，故治疗上建议使用生物制剂控制病情。

治疗经过及后续随访

应用英夫利昔单抗治疗后，患者症状明显缓解，无腹痛，排成形便 1～2 次/日，体重增加 2kg。患者于 2021 年 4 月 30 日再次入院拟第 2 次用生物制剂，然而当地胸部 CT（见图 35-3）提示双肺散在小结节，不除外隐球菌肺炎感染。此时，患者无发热、咳嗽、咳痰、胸闷以及气短等呼吸系统症状，于是停用生物制剂，并请呼吸科会诊。呼吸科会诊考虑肺内病变为感染可能性大，予以头孢他啶联合阿奇霉素抗感染治疗，并进一步完善隐球菌抗体、肺炎支原体、肺炎衣原体、1-3-β-D 葡聚糖、半乳甘露聚糖（GM 检测）、淋巴细胞亚群，并复测了 T-SPOT 和 HIV。以上检查仅肺炎支原体抗体 IgM 和 IgG 呈弱阳性，余均为阴性。

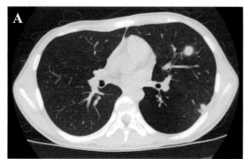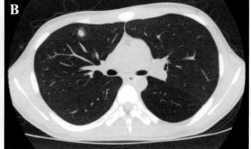

图 35-3　胸部 CT：双肺（图 A：左肺；图 B：右肺）散在小结节，不除外隐球菌肺炎感染

入院第 9 天，患者出现高热，最高体温 39℃，伴畏寒、寒战，咳少量白痰。进一步完善血和痰液的细菌及真菌培养、呼吸道病原体核酸检测以及病毒检测，结果显示血 EBV 和 CMV IgG 阳性，而 IgM 和 DNA 定量均为阴性，复测肺炎支原体 IgM 和 IgG 也转为阴性。复查胸部 CT（见图 35-4）见病变范围较前明显增大，于是将抗生素调整为哌拉西林钠他唑巴坦钠联合阿奇霉素和替加环素，以覆盖常见球菌、杆菌及不典型致病菌。但患者体温无下降趋势。同时，患者的肠道症状逐渐加重，排暗红色血便 6～7 次/日，伴有血红蛋白和白蛋白下降。再次进行多学科讨论。

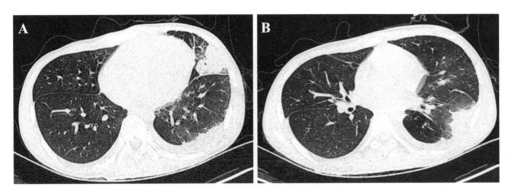

图 35-4　胸部 CT：双肺多叶段斑片、结节影较前增多、增大，部分病灶内见充气支气管

呼吸科意见

　　患者肺内感染病原体不清，治疗上已联合使用多种抗生素，以覆盖常见致病菌，但效果不明显，肺内病变较前进展。目前已完善的血及痰液检测均无法明确病原体种类。该患者肺内病变靠近胸膜，故建议行肺穿刺活检并完善病原微生物高通量基因检测，以明确病原体类型。

消化科意见

　　应用英夫利昔单抗后，患者肠道症状迅速缓解，故克罗恩病诊断明确。现患者存在两个问题，一是使用生物制剂后出现机会性感染，且感染病原体不清；二是肠道症状逐渐加重，而生物制剂又存在使用禁忌，故建议在广谱抗生素保驾的情况下，加用激素和免疫调节剂（沙利度胺）控制肠道炎症，同时予以管饲行完全肠内营养治疗，改善患者营养状态。

进一步检查

　　肺穿刺活检及肺组织病原微生物高通量基因检测提示EBV感染。最终，肺内病变考虑为EBV感染所致。而此时，患者的体温自行降至正常，CRP逐渐下降，病程呈自限性。复查乙状结肠镜（见图 35-5）：所见直乙黏膜高度充血、水肿，血管纹理不清，可见多处溃疡及出血点，EBER（－），CMV（－）。予以肠道选择性生物制剂维得利珠单抗继续治疗克罗恩病。

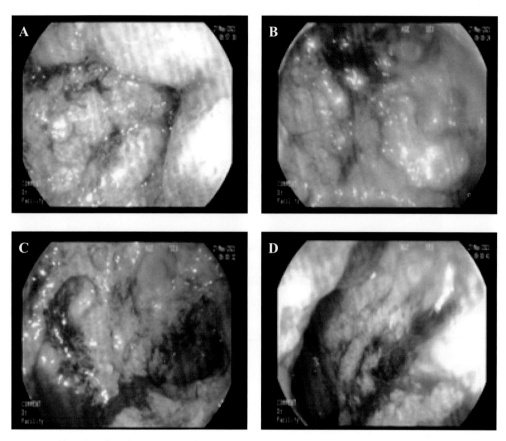

图 35-5　结肠镜：直乙（图 A、B：乙状结肠；图 C、D：直肠）黏膜高度充血、水肿，血管纹理不清，可见多处溃疡及出血点

最终诊断

克罗恩病（$A_1L_2B_1$，活动期中度）。

EBV 性肺炎。

后续随访

该患者在应用维得利珠单抗治疗后症状明显缓解，排便 1～2 次/日，无腹痛及便血，体重较前增加，未再发热，复查肺 CT 病变范围较前减小（见图 35-6）。

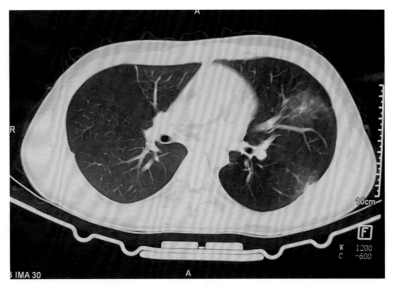

图 35-6　胸部 CT：左肺炎症较前明显吸收

总　结

　　炎症性肠病患者是机会性感染的高风险人群，肠道疾病本身以及治疗药物（如糖皮质激素、免疫抑制剂和系统性生物制剂）均可造成患者免疫抑制状态，增加机会性感染的风险。溃疡性结肠炎患者机会性感染的比例显著高于克罗恩病患者，其中CMV感染为溃疡性结肠炎患者最常见的机会性感染。

　　EBV的人群感染率超过90%，原发感染后病毒在记忆B淋巴细胞中建立潜伏感染，终生携带病毒，EBV的再激活与机体的免疫状态有关。EBV感染可引起传染性单核细胞增多症、慢性活动性EBV感染和EBV相关淋巴组织细胞增生性疾病。此外，EBV与霍奇金淋巴瘤、非霍奇金淋巴瘤、伯基特淋巴瘤及鼻咽癌的发生相关。炎症性肠病患者EBV感染患病率为33.3%，且与疾病活动之间存在显著的相关性，难治性炎症性肠病患者的肠道EBV感染率高达60%。EBV肺炎临床少见，文献报道多见于严重免疫缺陷（如AIDS）患者，可继发于传染性单核细胞增多症（5%～10%），其肺部影像学缺乏特异性，常表现为纵隔淋巴结病，少数为肺间质浸润或肺实变，诊断需依靠组织活检EBER原位杂交。

　　本病例为克罗恩病患者应用生物制剂治疗后出现机会性感染，经肺穿刺活检及微生物高通量测序证实为EBV感染，该患者多次EBV IgM和DNA检测均为阴性，而IgG阳性，提示为既往EBV感染的再激活，考虑与患者的免疫妥协状态有关。EBV感染多为自限性，抗病毒治疗药物如阿昔洛韦、更昔洛韦效果欠佳，但在严重的原发性EBV感染中，可考虑使用更昔洛韦或膦甲酸钠进行抗病毒治疗。此外，应减少或停用免疫抑制剂。

克罗恩病合并EBV性肺炎病例虽然临床罕见，但需注意的是，炎症性肠病患者无论是否使用生物制剂或免疫抑制剂，均处于免疫妥协状态，可合并各种感染，临床上应予以重视。此外，肠道选择性生物制剂的系统性免疫抑制作用小，可以为炎症性肠病合并肠道外感染的患者提供治疗机会。

参考文献

[1]　杨红，金梦，张慧敏，等. 炎性肠病并发机会性感染及其对预后的影响[J]. 中华临床免疫和变态反应杂志，2019，13：104-107.

[2]　Pezhouh MK, Miller JA, Sharma R, et al. Refractory inflammatory bowel disease: is there a role for Epstein-Barr virus? A case-controlled study using highly sensitive Epstein-Barr virus-encoded small RNA1 in situ hybridization[J]. Hum Pathol, 2018, 82: 187-192.

[3]　Rahier JF, Magro F, Abreu C, et al.; European Crohn's and Colitis Organisation (ECCO). Second European evidence-based consensus on the prevention, diagnosis and management of opportunistic infections in inflammatory bowel disease[J]. J Crohns Colitis, 2014, 8: 443-468.

中国医科大学附属盛京医院

李　卉　田　丰

Case 36

溃疡性结肠炎妊娠病例多学科讨论

患者，女性，37岁，主诉"腹泻半年，加重伴血便2个月"，既往史无特殊。

2016年5月开始出现腹泻，每日3～6次，黄色稀水样便，带黏液，无腹痛、发热等，未诊治。

2016年10月10日，患者发现血便，至某三甲医院行肠镜检查。肠镜检查示溃疡性结肠炎（E3，重度，活动期）。使用美沙拉秦1.0g tid，病情无好转。

2016年10月28日，在郊区某院使用莫西沙星抗感染，注射用甲泼尼龙琥珀酸钠60mg qd，症状无好转，转入我院。入院后，CRP 32.6mg/L，ESR 30mm/h，粪常规OB（＋），粪找寄生虫、霉菌、培养等均呈阴性。CMV DNA 1.7×10^4/mL。内镜（见图36-1）表现为部分溃疡不规则，溃疡主要集中在横结肠近肝区，见黏膜连续性溃疡糜烂、充血水肿，直肠、乙结肠较轻，局部肠黏膜充血水肿。

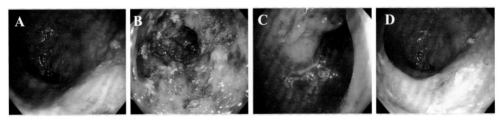

图36-1　横结肠部分肠段溃疡不规则（图A，B），直乙结肠溃疡较轻（图C，D），肠黏膜充血水肿

病理科意见

炎症浸润黏膜和黏膜下层，但是由于没有做原位免疫荧光，所以无法判定是否有CMV感染（见图36-2）。

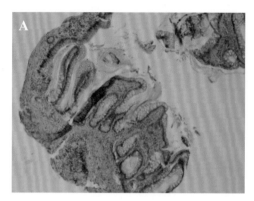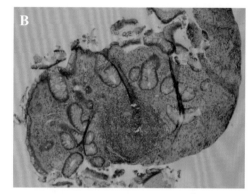

图 36-2 肠道病理提示炎症浸润黏膜和黏膜下层，符合溃疡性结肠炎活动期表现（×40）

影像科意见

CTE（见图36-3）提示溃疡主要集中在横结肠近肝区，直肠、乙结肠较轻。CTE所见与溃疡性结肠炎内镜表现会有差异，建议以内镜为主，结合内镜考虑可能有感染因素。

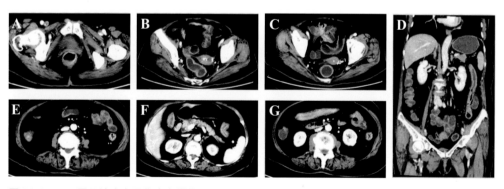

图 36-3 CTE 显示溃疡主要集中在横结肠近肝区，直肠、乙结肠较轻

多学科讨论意见及后续治疗随访

患者首先溃疡性结肠炎诊断明确，同时本次疾病加重考虑CMV感染所致，因此需要抗病毒治疗。

诊断为溃疡性结肠炎（重度，活动期）。

治疗：美沙拉秦缓释颗粒1.0g tid，美沙拉秦栓剂灌肠；注射用帕尼培南倍他米隆抗感染；禁食、补液、肠外营养。治疗后，症状稍好转。加用更昔洛韦静滴，逐渐加肠内营养，考虑外院激素抵抗，与并发感染有关，激素逐渐减量，大便每日1～2次，成形，无血。

2017年12月7日，患者激素已经减停（诉在备孕）：美沙拉秦1.0g tid口服，美沙拉秦灌肠剂4g/d灌肠，口服酪酸梭菌活菌片2片tid，爱乐维1粒qd。进食奶油蛋糕后，黏液脓血便5～10次/日，无发热，再次入院。

消化科意见

患者有饮食因素，CMV DNA＜500/mL，EBV DNA＜500/mL，毒素A、B（－），WBC 15.7×10⁹，Hb 97g/L，ALB 32g/L；粪便WBC 3/HP；RBC（3＋），HCG（＋）2次。炎症指标：CRP 50mg/L（N=0～3mg/L），ESR 444mm/h（N=0～20mm/h）。传染性疾病指标：血结核抗体（－），T-SPOT（－），RPR（－），HIV（－），HBV-DNA＜1000，乙肝两对半（－），HCV-Ab（－）。风湿免疫指标：ANA（－）。ENA系列抗体（－）；ACL（－），MPO-ANCA（－），PR3-ANCA（－），血IgA、G、M正常，dsDNA正常。肿瘤指标：CA125 44.78U/mL（N=0～35U/mL），AFP、CEA、CA199、CA50、PSA、FPSA均正常。

产科多学科讨论意见

宫内探及37mm×26mm妊娠囊，见胚芽和胎心搏动，余附件正常（符合6～7周）。该患者不愿使用激素，诉激素效果不佳且副作用大，高龄产妇，迫切想要孩子，静脉使用抗生素效果不佳。该患者需要调整用药。

后续随访

充分抗炎后，患者使用英夫利昔单抗（0 - 2 - 6 - 14，四次后停用）结合肠内营养，原美沙拉秦继续使用（口服＋灌肠），治疗后患者大便每日1～2次（使用1次后，大便3次左右，无血但不成形；使用3次后，大便成形，无血），剖宫产男婴一名。妊娠后1年复查肠镜示整体恢复良好，部分肠段可见瘢痕和恢复期息肉（图36-4）。

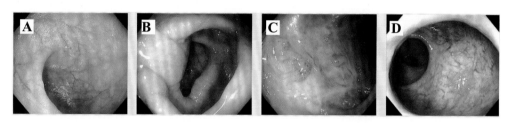

图 36-4　患者横结肠溃疡恢复伴有瘢痕，直肠肛门略红肿。图 A：末端回肠；图 B：回盲部；图 C：横结肠溃疡处；图 D：直肠肛门

总　结

炎症性肠病大多于中青年发病，会面临生育问题，故加强妊娠前咨询、优化妊娠期管理可改善不良妊娠结局，提高患者生命质量。炎症性肠病患者在疾病缓解期，尤其在内镜黏膜愈合状态下妊娠可获得更佳的妊娠结局。因此，对计划妊娠的患者应全面评估病情，尽量在妊娠前进行疾病管理优化。采用抗TNF-α单抗维持缓解的炎症性肠病患者，妊娠期可继续维持该药治疗。对于炎症性肠病复发风险较低的妊娠女性，建议在妊娠22～24周应用最后一次抗TNF治疗；对于停药后不能维持缓解的妊娠患者，必要时考虑末次使用不晚于32周，并于产后重新开始使用。对于抗TNF单抗与免疫抑制剂联合治疗的患者，建议转换为单药治疗。

参考文献

[1]　中华医学会消化病学分会炎症性肠病学组. 炎症性肠病妊娠期管理的专家共识意见[J]. 协和医学杂志，2019，10（5）：465-475.

[2] Laube R, Paramsothy S, Leong RW. Review of pregnancy in Crohn's disease and ulcerative colitis[J]. Therap Adv Gastroenterol, 2021, 14: 17562848211016242.

上海交通大学医学院附属仁济医院

童锦禄　沈　骏